Jörn Karlipp

Mein Schutzengel im Dauerstress

Jörn Karlipp

Mein Schutzengel im Dauerstress

Ein Leben nach dem Herzinfarkt und Schlaganfall

Wenn dich das Leben verwirrt!

Nicht nur Berühmtheiten leiden unter einem Schlaganfall oder einem Herzinfarkt. Es handelt sich vielmehr um Personen wie dich und mich, die einen solchen Schicksalsschlag erfahren und jetzt wieder ein normales Leben führen wollen. Nicht immer ist es leicht. Manche sind verzweifelt und kapitulieren ihrem Schicksal. Anderen dagegen gelingt es, den Neustart problemlos durchzuführen. Wie wird das Leben von einem solchen Ereignis beeinflusst? Ich möchte Ihnen durch meine Erzählung einen kleinen Einblick in die Situation eines Betroffenen bieten.

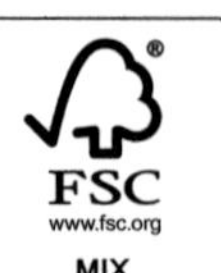
FSC
www.fsc.org
MIX
Papier aus ver-
antwortungsvollen
Quellen
Paper from
responsible sources
FSC® C105338

Impressum

Bibliografische Information der Deutschen Nationalbibliothek:
Die Deutsche Nationalbibliothek verzeichnet diese Publikation
in der Deutschen Nationalbibliografie; detaillierte
bibliografische Daten sind im Internet über http://dnb.dnb.de
abrufbar.

Verlag: BoD · Books on Demand GmbH, In de Tarpen 42,
22848 Norderstedt, bod@bod.de

Druck: Libri Plureos GmbH, Friedensallee 273, 22763
Hamburg

ISBN: 978-3-7693-2299-6

Inhaltsverzeichnis

Ein Neuanfang in Brandenburg

Ich wohne mit meiner kleinen Familie in einem dreitausend Seelen Ort in der Pfalz. Wir haben ein kleines Hauswirtschaftsunternehmen, das gut läuft – die Kunden sind mit unserer Arbeit zufrieden und im Februar erwarten wir Nachwuchs. Es ist viel Arbeit in unserem „Zwei-Mann-Betrieb", aber das stört uns nicht. Wir haben unser Auskommen und können unsere Rechnungen bezahlen. Doch mit der Geburt unseres dritten Kindes stehen wir vor neuen Herausforderungen.

Wir mussten planen, wie es nach der Geburt weitergeht. Die Idee, jemanden einzustellen, um meine Frau zu entlasten, schien zunächst einfach. Immerhin hatten wir siebzig Objekte pro Woche zu reinigen. Doch die Suche nach einem geeigneten Mitarbeiter gestaltete sich schwieriger als gedacht. Einige Bewerbungen kamen zwar rein, und einige Bewerber kamen zum Probearbeiten, aber der richtige war nicht dabei.

Putzen wird oft als einfache Tätigkeit wahrgenommen, aber es ist harte Arbeit – besonders, wenn man das acht Stunden

am Tag tut. Während ich die physische
Last trage, ist auch mein Arbeitsaufwand
deutlich höher, und der Spruch
„Selbstständig, ja, selbst und ständig"
beschreibt meine Situation nur zu gut.
Nach erfolgloser Suche musste ich
schließlich allein für unsere Kunden da
sein.

Meine Frau half mir bis zwei Wochen vor
der Entbindung, doch ich spürte immer
mehr, wie anstrengend es für sie war. Ich
nahm ihr nach und nach die Kunden ab, bis
ich schließlich ganz alleine unterwegs war.
Von morgens um halb fünf bis abends um
neun war ich auf Achse, aber das
Wichtigste war, dass das Kleine gesund
zur Welt kommen würde und meine Frau
etwas Ruhe hatte.

Im Februar war es dann so weit – unser
kleiner Schatz kam gesund und munter auf
die Welt. An diesem besonderen Tag nahm
ich mir extra frei und sagte alle Termine bei
den Kunden ab, was unglaublich
verständnisvoll aufgenommen wurde. Ein
Monat später kam unser Vermieter mit der
Jahresendabrechnung vorbei. Wir hatten
sogar ein kleines Plus – doch die Freude
währte nur kurz. Plötzlich hieß es, wir

müssten wegen Eigenbedarf die Wohnung kündigen. Das kam unerwartet und war alles andere als erfreulich.

Glücklicherweise gab man uns ein Jahr Zeit, um eine neue Wohnung zu finden. Eine neue Wohnung zu finden war nicht das Problem, aber eine bezahlbare Wohnung erwies sich als große Herausforderung. Wir durchforsteten das Internet und die Zeitungen, liefen von Besichtigung zu Besichtigung, aber alles schien außerhalb unseres Budgets zu liegen.

Die Zeit verging rasch, während wir versuchten, neben der Wohnungssuche auch noch unseren Betrieb am Laufen zu halten. Immer wieder fragten die Vermieter, ob wir schon etwas gefunden hätten und wann wir umziehen könnten. Der Frust wuchs, und irgendwann überlegten wir, die Pfalz hinter uns zu lassen und ins Brandenburgische zu ziehen. Dort waren die Mietpreise deutlich moderater, und die Familie lebte in der Nähe. Wir könnten unsere Kinder öfter zu Oma und Opa bringen und hätten auch mal Zeit für uns, was in der Pfalz aufgrund der Abgeschiedenheit nicht möglich war.

Es war eine aufregende, wenn auch herausfordernde Phase. Doch eines Tages riefen meine Eltern an und berichteten von einer Möglichkeit in der Nähe von Berlin, die uns gefallen könnte. Es wurde Zeit, Nägel mit Köpfen zu machen. Ein Neuanfang stand bevor – voller Hoffnung und mit dem Ziel, alles unter einen Hut zu bekommen.

An einem Samstagmorgen fuhr ich mit meinem „großen" Auto zum Haus meiner Eltern, um mir die Wohnung anzusehen.

Aber es stellt sich heraus, dass es überhaupt keine Wohnung ist. Nein, es ist ein kleines Haus

Zur Miete verfügbar. Das wäre perfekt für uns!

Jedes Kind hat sein eigenes Zimmer und hinter dem Haus gibt es auch einen kleinen Garten und Spielplatz. Wir haben Fotos gemacht, damit ich das Haus später meiner Frau zeigen konnte, da sie mit der Idee, nach Brandenburg zu ziehen, nicht vertraut war.

Ich mache mir auch Sorgen, ob wir dort einen Job finden, aber das müssen wir erst einmal klären. Wir lieben es, ein Gebäude zu reinigen, und deshalb möchten wir dort arbeiten.

Machen Sie weiter, was wir in der Pfalz nicht mehr tun.

Als klar war, dass wir umziehen würden, begann ich mit der Werbung für mein Unternehmen und die ersten Bestellungen trafen an unserem neuen Standort ein. So können wir ruhig losziehen. Die ganze Familie hat uns beim Umzug geholfen und die Möbel waren an ihrem Platz. Trotz alledem mussten noch einige Dinge geregelt und geklärt werden, und ich beschloss, erst zwei Wochen nach dem Umzug wieder an die Arbeit zu gehen. Jetzt ist alles erledigt. Das mittlere Kind geht in die Vorschule, das älteste Kind geht in eine neue Schule und das jüngste Kind bleibt zu Hause bei mir und Mama?

Ja, ich habe die Schlüssel vom Hausverwalter am Tag bevor ich für den Kunden das gesamte Haus reinigen sollte, erhalten. Alles war bereit und der erste Arbeitstag in unserer neuen Umgebung kam.

Am nächsten Morgen wachte ich wie immer gegen sechs Uhr auf. Ich will das immer noch

Hören Sie mit den großen Schularbeiten auf, bevor ich um acht anfange, das Haus zu putzen. Also raus aus dem Bett und los geht's Badezimmer.

Irgendwie ist es heute Morgen komisch**

Es war einer dieser Morgende, an denen alles schiefzugehen schien. Ein leichter Druck in meiner Brust, der sich allmählich unter die Haut drückte, war das erste Anzeichen dafür, dass etwas nicht stimmte. "Naja, jetzt hat dich eine Erkältung erwischt", dachte ich mir und versuchte, das mulmige Gefühl zu ignorieren.

Ich machte mich fertig, weckte meinen Sohn und bereitete in unserer kleinen, vertrauten Küche einen Cappuccino. Typisch für mich: der morgendliche Koffein-Kick, begleitet von einer Zigarette. Doch merkwürdigerweise verspürte ich heute keine Lust auf das Rauchen. Das war schon mal seltsam. Der Druck in meiner Brust intensivierte sich, und bald spürte ich ein stechendes, drängendes Unwohlsein, das mich nicht loslassen wollte.

Als mein Sohn schließlich nach unten kam, sah er mich besorgt an. „Papa, du siehst blass aus. Ist alles in Ordnung?", fragte er. Ich winkte lässig ab, „Ach, ist nichts." Aber innerlich wusste ich, dass es mehr war als nur ein kleines Unwohlsein.

Ich konnte keine Ruhe finden, lief nervös im Zimmer umher. Später sollte ich erfahren, dass man solch eine Unruhe auch „Todesangst" nennt. Ein unbeschreibliches Gefühl.

Plötzlich traten mir die Schweißperlen auf die Stirn. Mein Sohn, besorgt über mein Zustand, fragte: „Soll ich einen Krankenwagen rufen?" „Nein, es ist alles okay", antwortete ich hastig, doch ich wusste, dass es nicht stimmte.

Als meine Frau ins Wohnzimmer kam und sah, wie ich unruhig umherlief, stellte sie die gleiche Frage: „Was ist los mit dir?". Auch sie wollte den Krankenwagen rufen. Diesmal, aufgrund des immer stärker werdenden Schmerzes in meiner Brust, gepaart mit einem Taubheitsgefühl im linken Arm und Bein, gab ich nach: „Na gut, macht das."

Knapp drei Minuten nach dem Anruf standen die Notärztin und die Sanitäter in unserem Wohnzimmer. Ich fühlte mich elend und sagte ihnen, sie könnten ruhig den Tisch zur Seite schieben. In meinem Kopf kreisten Gedanken wie „Was ist hier nur los?" und „Habe ich wirklich einen

Herzinfarkt?"

Während ich verkabelt und ans EKG
angeschlossen wurde, hörte ich den
Sanitäter murmeln: „Ich spüre keinen Puls."
Diese Worte schockierten mich. „Ich lebe
doch aber noch!", dachte ich. Es folgten
Spritzen und schnelle Bewegungen.
Plötzlich sagte die Notärztin, dass ich einen
Herzinfarkt hatte. „Einen Herzinfarkt?",
wiederholte ich ungläubig. Sie nickte.

Der Sanitäter forderte schnell einen
Hubschrauber an, da die Trage nicht durch
den Ausgang passte. Auf die
„Transportfolie" gelegt, wurde ich aus dem
Haus gehoben – ich wollte sagen, dass ich
auch laufen könnte, aber das war nicht
erlaubt. So wurde ich in den
Krankenwagen geschoben und auf den
Landeplatz für den Hubschrauber gebracht.

Auf dem Weg sprach ich mit dem Sanitäter
über meinen Widerstand, den Notruf zu
tätigen. „Es sind genau die Menschen, die
zögern, die wir oft nicht mehr retten
können", erklärte er mir eindringlich. In
meinem Fall waren es nur fünf Minuten, die
darüber entschieden, ob es zu spät wäre.

Im Hubschrauber fiel mir auf, wie eng es war, aber ich hatte immerhin Platz, weil ich lag. Während des Fluges verständigten wir uns nur mit Handzeichen, da alle Gehörschutz tragen mussten. Es war ein kurzer, schneller Flug ins Unfallkrankenhaus Berlin Marzahn.

Dort angekommen, wurde ich sofort einem neuen Team übergeben, das mich in den Schockraum brachte. Nach weiteren Untersuchungen fand ich mich im Herzkatheterlabor wieder. Der Arzt erklärte mir, was nun geschehen würde: eine Katheterbehandlung. Er beruhigte mich, indem er sagte, dass ich nur den Einstich spüren würde, während sie mir eine örtliche Betäubung verpassten.

Da lag ich nun, verbunden mit Monitoren und Blick auf das Geschehen. Ich konnte es kaum fassen – so schnell kann das Leben sich ändern.

Es wurde eine örtliche Betäubung verabreicht und ich konnte den gesamten Eingriff auf dem Monitor verfolgen.„Hast du das auf dem Bildschirm gesehen? ", fragte er mich. „Was wie eine Sanduhr aussieht, ist ein geschrumpftes Gefäß." Ich habe es gesehen und es sieht wirklich so aus.

Außer dem kleinen Stechen in der Leiste habe ich nichts anderes gespürt.

Aber ich habe alles gesehen. Jetzt möchte ich nicht lügen, aber ich glaube

Nach etwa einer halben Stunde war alles erledigt.

Ich sah, wie die Uhr fünfzehn Minuten vor acht anzeigte. Ich bekam einen Kompressionsverband und die Krankenschwester brachte mich ins Krankenzimmer. Zuerst war es mir verboten zu stehen; Wenn ich etwas brauche, sollte ich die Krankenschwester anrufen. Ich wollte nach diesem Ereignis eigentlich gar nicht mehr aufstehen und war bestenfalls etwas hungrig, aber bis zum Mittagessen war noch Zeit. Es war Zeit für mich, darüber nachzudenken, warum ich einen Herzinfarkt hatte

Er musste es ertragen. Vielleicht ist es zu viel dafür Umzug, neuer Job, Familie? Natürlich ist Rauchen nicht gut für die Gesundheit und unregelmäßige Ernährung.

Ich selbst habe die Antwort nicht wirklich gefunden. Vielleicht jedes dieser Dinge

Können Sie mit dieser persönlichen Katastrophe umgehen?

Die Mittagszeit nahte und die Schwestern brachten mir Essen ans Bett. Wie ist es in

Ordnung, wenn ich mich nur hinlegen und essen darf, während ich schlafe? Auch hierfür gibt es eine Lösung. Stellen Sie das Bett nahezu senkrecht auf.

Natürlich habe ich mich vorher angeschnallt, um einen weiteren Unfall zu vermeiden. Du liegst also im Bett und stehst immer noch. Das habe ich noch nie gesehen, aber es funktioniert.

Zu meiner kleinen Überraschung wurde mir eine Tasse Kaffee ans Bett gebracht. Ich frage noch einmal: „Kaffee? Darf ich ihn haben?" „Stimmt etwas mit deinem Magen nicht?"

Nein, natürlich nicht. Nur ein paar Herzprobleme. Ich glaube, sie konnte sehen, wie glücklich ich war, den Kaffee zu trinken.

Ich habe immer noch alle meine Monitore angeschlossen und mein Wecker klingelt alle paar Minuten. Ich weiß nicht, wie oft die Krankenschwester in mein Zimmer kam, aber es kam ziemlich oft vor.

In den Pausen gibt es aber auch Zeit für die Ausrüstung. Es war seltsam und ich bemerkte es erst ein paar Tage später.

Was machen Sie im Krankenhaus, wenn Sie Ihr Bett nicht verlassen dürfen? Lesen Sie ein Buch oder schauen Sie fern. Ich habe mich für Letzteres entschieden und kann Ihnen sagen, dass ich von 14 bis 17

Uhr die Sendung „Verdächtige mittleren Alters geraten in Hot-Spot-Familien" gehört habe. Sie müssen nicht darüber nachdenken, Sie können es auf sich wirken lassen.

Ablenkung ist das Wichtigste. Und zu diesem Zeitpunkt gab das Gerät noch nicht einmal einen Alarm aus.

Erst als ich den Fernseher wieder ausschaltete, startete er neu. Ich kann nur sagen, dass ich nicht über den Inhalt der herzzerreißenden Sendung „RTL" sprechen möchte, also bitte verzeihen Sie mir.

Der Raum wurde überfüllt. Aus dem „Zweibettzimmer" ist kurzerhand ein „Dreibettzimmer" geworden.

Aber das störte niemanden, da wir alle außer dem zu kleinen Zimmer noch andere Probleme hatten. Das Abendessen wurde uns gebracht und ich konnte es in diesem Bett langsam nicht mehr aushalten.

Allerdings musste ich noch mehrere Stunden warten, bis ich aus dem Bett aufstehen konnte. Am Abend ging es mir besser und ich wollte unbedingt aus dem Bett. Aus Sicht des Arztes war es kein Problem und die Krankenschwester kam und half mir.

Ich hatte es mir etwas anders vorgestellt

Es war ein frischer Morgen, als ich mich entschloss, endlich aus dem Bett zu steigen und meine neuen Taten anzugehen. Doch die Realität stellte sich unbarmherzig in den Weg. Meine Schwester, die die Situation besser einschätzte, riet mir, es langsam angehen zu lassen. „Nimm dir Zeit", flüsterte sie sanft, während ich mich mühsam aufsetzte und meine Beine über die Bettkante baumeln ließ.

Das Aufstehen gestaltete sich als echte Herausforderung. Kaum war ich ein Stück hoch, musste ich auch schon wieder Platz nehmen. Mein Kreislauf spielte verrückt; schließlich hatte ich seit dem frühen Morgen nur gelegen – und das waren nun fast vierzehn Stunden. Ich versuchte es erneut, kämpfte gegen das Schwanken an und sammelte mit jedem Versuch ein kleines Stückchen Selbstvertrauen. Schritt für Schritt, ganz langsam, durfte ich vorankommen. Meine Schwester ermutigte mich, aber sie hielt mich auch zurück, als ich zu stürmisch wurde.

Nach drei Tagen im Krankenhaus war es endlich soweit: Ich durfte am Freitag nachmittag nach Hause. Die Schwestern übergaben mir meine Medikation für das Wochenende und erinnerten mich freundlich daran, am Montag meinen

Hausarzt aufzusuchen. „Fünf Tabletten jeden Tag, ein Leben lang?", dachte ich resigniert. Das schien mir unvorstellbar, zumal ich noch nie viel Wert auf Medikamente gelegt hatte. Ein kleiner Trost: Angesichts der Schwere meiner Erkrankung war das wohl das kleinere Übel.

Doch beim Gedanken an den Hausarzt wurde ich unsicher. Wir waren erst vor vierzehn Tagen in die neue Stadt gezogen, und ich hatte noch keinen Arzt kennengelernt. Am Montagmorgen machte ich mich also auf die Suche. Glücklicherweise empfahl mir mein Bruder eine Ärztin in der Nähe, und ich dachte mir, das würde schnell gehen. Doch ich ahnte nicht, dass wir in einer Zeit lebten, in der Hausärzte rar gesät waren. Die Dame, die ich auswählte, nahm keine neuen Patienten mehr an, nur Notfälle.

Aber ich wollte nicht aufgeben. Als ich der Schwester im Wartezimmer den Krankenhausbrief überreichte und kurz von meinem Fall erzählte, fand ich Gehör. „Da haben Ihre Schutzengel aber alle Hände voll zu tun gehabt", meinte die Ärztin mit einem verständnisvollen Lächeln. So fand ich schließlich eine Hausärztin, die mich annahm – ein kleines Glück im Unglück.

Ich atmete tief durch, als sie mir erklärte, dass ich einen Hinterwandinfarkt hatte.

Diese Art des Infarkts zeigt oft nicht die typischen Symptome – kalter Schweiß, Taubheitsgefühle und Schmerzen in der Brust traten bei mir eher selten auf. Das machte mich dankbar; ich war froh, dass ich rechtzeitig Hilfe bekam. Hätte ich nicht auf die richtigen Leute gehört, wäre die Geschichte vielleicht ganz anders verlaufen. In diesem Moment wurde mir bewusst, wie zerbrechlich das Leben ist und wie wichtig es ist, auf die Signale des Körpers zu hören – und manchmal auch auf die, die man liebt.

Manchmal gibt es Dinge zwischen Himmel und Erde

Es gibt Momente im Leben, die uns ins Grübeln bringen. Warum wir hier sind, was unser Zweck ist und ob vielleicht jemand da oben einen Plan für uns hat. Ich kann nicht anders, als zu glauben, dass ich noch nicht bereit war, diese Welt zu verlassen. Immerhin gibt es so viele Dinge zu erleben! An erster Stelle steht für mich, meine Kinder aufwachsen zu sehen. Mit siebenunddreißig Jahren ist man heutzutage noch nicht alt; das Leben hat viel mehr zu bieten.

Vor knapp einem Jahr hatte ich die Gelegenheit, meinen größten Traum zu erfüllen: New York City. Die pulsierende Metropole war atemberaubend, und ich konnte all die Eindrücke der Stadt aufsaugen. Doch nach diesem Erlebnis kam die schmerzliche Erkenntnis, dass ich mir keine weiteren Pläne für die Zukunft machen konnte — zumindest nicht in dem Moment. Ein Herzinfarkt hat mir schmerzlich vor Augen geführt, wie fragil unser Dasein ist und dass man manchmal einfach lernen muss, auf seinen Körper zu hören.

Die ersten Wochen waren eine Herausforderung. Bei jedem kleinen Stechen in der Brust war ich überempfindlich, unser Körper kennt keine

Gnade und sendet uns direkt Warnsignale. Neunzig Prozent meiner Arterien waren verstopft, und ich hatte das Glück, rechtzeitig Hilfe zu bekommen. Der Notarzt rettete mir das Leben. In dieser Zeit stellte sich auch die Frage, wann ich wieder arbeiten könnte, und ob ich in der Lage wäre, als selbstständiger Gebäudereiniger meinen Lebensunterhalt zu bestreiten. Eine Reha stand an, aber erst musste ein Antrag gestellt werden, und das Warten auf die Genehmigung raubte mir den letzten Nerv.

In dieser Phase der Unsicherheit fühlte ich mich oft frustriert. Nach dem Krankenhausaufenthalt sehnte ich mich danach, endlich wieder aktiv zu sein, aber ich wusste, dass die Rückkehr in alte Gewohnheiten sehr leicht passieren konnte. Zudem war da immer noch die Verantwortung, meine Familie zu ernähren. Ohne Arbeit war es schwer, den finanziellen Druck zu bewältigen. Eine einzige Lösung blieb mir: das Arbeitsamt.

So machte ich mich an einem Montagmittag direkt nach meinem Arztbesuch auf den Weg dorthin. Die Tür zum Arbeitsamt war offen, doch drinnen war alles dunkel. Zu meinem Erstaunen war niemand an der Informationsstelle. Nach einer Weile fand ich schließlich eine Dame, die mir mit einem unfreundlichen Blick begegnete. Was will man schon dort?

Hilfe? Aber nichts kam, außer der Aufforderung, am nächsten Morgen wiederzukommen. Ich versuchte, ruhig zu bleiben, so wie die Ärzte es mir geraten hatten.

„Vielen Dank, bis morgen früh", sagte ich, wobei ich das Gefühl hatte, dass sie meine Worte als Drohung empfand. Es war frustrierend, dass ich erst Geld erhalten würde, nachdem ich mich offiziell arbeitsuchend gemeldet hatte, während ich nichts dafür konnte, dass am Montagnachmittag niemand mehr im Amt arbeitete. Am nächsten Tag war ich erneut dort und wurde tatsächlich vorgelassen. Ich gab der Sachbearbeiterin meinen Krankenschein und fühlte mich sofort von ihrem skeptischen Blick beurteilt; eine weitere stereotype Annahme, die vielen Menschen zugeschrieben wird.

Die Tatsache, dass ich während meiner Selbstständigkeit keine freiwilligen Beiträge zur Arbeitslosenversicherung gezahlt hatte, brachte mich nun in die Lage, Hartz IV zu beantragen. Das Geld, das ich als Selbstständiger verdiente, reichte gerade so zum Leben — reich wird man damit nicht. Es bleibt mir nur die Hoffnung, dass der Weg zur Genesung und zurück in ein geregeltes Leben bald wieder möglich wird. Letztendlich bleibt es das Wichtigste, dass ich hier bin, um meine Kinder aufwachsen zu sehen und noch viele Abenteuer zu

erleben. Denn manchmal gibt es Dinge
zwischen Himmel und Erde, die man
einfach nicht erklären kann.

Arbeitslosengeld

Die Bearbeitung meines Antrages auf Arbeitslosengeld ging recht flott vonstatten. Nach nicht einmal einer Woche hielt ich den ersten Brief vom Amt in meinen Händen. Doch es war nicht der erhoffte Bewilligungsbescheid. Stattdessen bekam ich die Feststellung, dass das Haus, in dem wir zur Miete wohnen, zu groß und zu teuer sei, und ich mich bitte um eine kleinere Wohnung bemühen solle.

Wie absurd! Hatte ich wirklich keine anderen Probleme? Abgesehen davon, dass ich weder physisch noch psychisch dazu in der Lage war, einen weiteren Umzug zu bewältigen, schien es, als lebten die Entscheidungsträger und Beamten in einer Parallelwelt, weit entfernt von der Realität, in der ich mich befand. Die Durchschnittskaltmiete, die das Amt vorgegeben hatte, wich enorm von den realen Mieten ab. Und dann sollte das Amt sogar den Umzug finanzieren – was für ein Quatsch!

Mit gemischten Gefühlen machte ich mich auf zu meinem Erstgespräch beim Arbeitsvermittler. Nach meinem Erlebnis bei der Arbeitslosmeldung war ich keineswegs optimistisch. Was würde mich dort erwarten? Doch meine Ängste verflogen schnell, als ich der Arbeitsvermittlerin gegenüberstand. Sie

war kompetent und einfühlsam,
interessierte sich tatsächlich für die Gründe
meiner Arbeitslosmeldung und reagierte
schockiert auf meine Geschichte mit dem
Herzinfarkt. Immerhin war ich erst
siebenunddreißig Jahre alt.

Zwei Wochen nach dem Gespräch erhielt
ich schließlich den Bewilligungsbescheid
von der Agentur für Arbeit. Ein Problem
weniger! Jetzt konnte ich mich ganz auf
mich und meine bevorstehende Reha
konzentrieren. Der Bescheid war zwar
noch nicht da, aber ich wollte positiv
denken. Und ja, kurze Zeit später kam die
erlösende Nachricht – ich rief im
Rehazentrum an, um einen Termin für den
Beginn der Maßnahme zu vereinbaren.

Berlin Mitte, mein Ziel. Da ich noch kein
Auto fahren durfte, fuhr ich mit dem
Regionalexpress bis Alexanderplatz und
dann mit der U-Bahn weiter bis zum
Spittelmarkt. Knapp vier Wochen nach dem
Herzinfarkt begann nun die Reha für mich.
Die große Aufregung überkam mich, als ich
mich frohen Mutes auf den Weg in
Richtung Berlin machte. Ich fühlte mich
besser und war voller Zuversicht, als
könnte ich Bäume ausreißen.

Doch die Euphorie hielt nicht lange an,
denn ich wusste noch nicht, was alles auf
mich zukommen würde. Zu Beginn wurde
eine Untersuchung durch einen Arzt

vorgenommen. EKG, körperliche
Untersuchung, Gespräche mit der Ärztin
und dann – auf den Ergometer. Wie naiv
ich gewesen war, zu glauben, ich könnte
sofort wieder alles leisten! Die Realität
wurde mir schmerzlich bewusst: Meine
Leistungsfähigkeit war nicht mehr die
gleiche. Das Ergebnis auf dem Ergometer
erschreckte mich. Ich war der
Überzeugung, in guter Form zu sein, doch
nun stellte sich heraus, dass ich mich
gewaltig getäuscht hatte. Die Ärztin
beruhigte mich jedoch – das sei nach
einem Infarkt vollkommen normal.

„In Ordnung, ich lasse mich nicht
unterkriegen", dachte ich mir und nahm mir
vor, den Prozess der Rehabilitation ernst
zu nehmen. Es wurden therapeutische
Maßnahmen entwickelt, die speziell auf
jeden einzelnen Patienten abgestimmt
waren. Fitness, Entspannung, Ernährung
und Informationsprogramme standen auf
dem Plan.

Tage vergingen, und ich gewöhnte mich an
die neue Routine. Die Fitnessübungen
forderten mich heraus, aber ich merkte,
dass ich mit jedem Training etwas stärker
wurde. Die Entspannungsübungen halfen
mir nicht nur körperlich, sondern auch
mental. Die Gespräche in der Gruppe
waren besonders wertvoll; jeder hatte seine
eigene Geschichte, seine eigenen Kämpfe.
Ich fühlte mich verstanden und nahm Kraft

aus den Erfahrungen der anderen.

Wie ich so vor mich hin trainierte und meine Ernährung umstellte, stellte ich fest, dass ich mich langsam veränderte. Mein Körper wurde stärker, mein Mindset positiver. Ich lernte, meinem Körper zuzuhören und respektvoll mit mir umzugehen. Eine wertvolle Lektion, die ich mir nach meiner Reha unbedingt bewahren wollte.

Ich kann mir nicht helfen, aber immer wieder kehren meine Gedanken zurück zu meiner ursprünglichen Frage: „Wie soll man davon noch Arbeitslosenversicherung bezahlen?" Ich hatte einen Arbeitsplatz verloren, war aus dem Berufsleben gerissen worden, und jetzt stellte sich die Frage, wie ich finanziell über die Runden kommen sollte. Die staatlichen Zahlungen waren knapp bemessen und deckten gerade so die nötigsten Ausgaben. Die Miete belastete uns und zusätzliche finanzielle Verpflichtungen schienen unmöglich.

Immer mehr Menschen gerieten in denselben Strudel – Arbeitslosigkeit, gesundheitliche Probleme, das Gefühl, nichts richtig hinzubekommen. Und während ich mich bemühe, in der Reha Schritt für Schritt wieder zu mir zu finden, arbeite ich an meiner Zukunft, die mich nach einer Genesung hoffentlich wieder zurück ins Berufsleben führen wird.

Das Schicksal kann manchmal grausam sein, vor allem für diejenigen, die nicht das nötige Rüstzeug haben, um im Arbeitsmarkt zu bestehen. Ich war froh, dass ich zu den Menschen gehörte, die Unterstützung erhielten – sei es durch die Agentur für Arbeit oder durch die Reha-Maßnahmen. Solche Institutionen sind ein wesentlicher Bestandteil unseres sozialen Sicherheitsnetzes, und ich hoffe sehr, dass sie auch weiterhin bestehen bleiben, um anderen Menschen wie mir zu helfen.

Zusammengefasst ist es ein schmaler Grat zwischen Hoffnung und Verzweiflung. Als jemand, der selbst am Rande stand, kann ich sagen: Wir brauchen diese soziale Absicherung, um nicht in die falle der Armut und Perspektivlosigkeit zu stürzen. Wenn ich mir die Fragen stelle, wie man Arbeitslosenversicherung bezahlen soll, merke ich, dass es nicht nur um Geld geht, sondern auch um den Erhalt der Lebensqualität.

Wenn ich meine Reha abgeschlossen habe und wieder arbeite, werde ich ganz anders über Arbeitslosenversicherung denken. Diese staatliche Hilfe ist nicht nur ein finanzieller Rückhalt, sondern auch eine Sicherheit, die uns in schwierigen Zeiten zur Seite steht. Ich wünsche mir, dass Menschen, die in ähnliche Situationen geraten, nicht allein gelassen werden und die Unterstützung bekommen, die sie benötigen.

Es sind die kleinen Schritte, die große Veränderung bewirken können. Gleichzeitig hoffe ich, dass die Gesellschaft und die Politik erkennen, dass Menschen, die in Not geraten, nicht nur Zahlen sind, sondern Schicksale. Jeder verdient eine zweite Chance und die Möglichkeit, nicht nur zu überleben, sondern auch wieder zu leben.

Mein Weg durch die Reha

Die Rehabilitationsmaßnahme war für mich wie ein Sprung ins kalte Wasser. Voller Elan und mit dem festen Willen, meinen Lebensstil zu ändern, betrat ich die Einrichtung. Die Trainer hatten uns von Anfang an klargemacht: Wenn wir an unsere Grenzen stoßen oder das Gefühl haben, dass nichts mehr geht, sollen wir einfach aufhören. Was für eine beruhigende Aussicht, dachte ich mir! Doch während der ersten Trainingseinheit wurde mir schnell klar, dass "aufhören" im Sinne meiner Trainer eine ganz andere Bedeutung hatte.

Ich erinnere mich an einen besonders fordernden Tag, an dem wir gefühlt endlose Wiederholungen machen sollten. Unsere Trainerin war unermüdlich und motivierte uns, noch eine weitere Runde zu drehen. In einem Anflug von Frustration schoss mir der Gedanke durch den Kopf: *„Treiben Sie uns nicht so, sonst bekommen wir noch einen Herzinfarkt!"* Zum ersten Mal am heutigen Tag brach Gelächter aus – eine köstliche Erleichterung, die alle Anspannung von uns nahm. Manchmal ist es der schwarze Humor, der einem hilft, die harte Realität zu bewältigen.

Gerade in einem so fordernden Programm wie diesem ist es wichtig, den Humor nicht zu verlieren. Und so sahen wir die Dinge etwas lockerer. Das gemeinsame Lachen half uns, die Herausforderungen des Tages besser zu ertragen. Doch eines der Trainingsprogramme war allgemein unbeliebt – der Ergometer. Fünfundvierzig Minuten in die Pedalen zu treten, war für viele von uns eine wahre Tortur. Aber wir haben uns gegenseitig motiviert und unterstützt. Jedes Mal, wenn jemand eine kleine Schwäche zeigte, waren sofort die anderen zur Stelle, um aufzufangen und zu ermutigen.

Ich selbst war nicht ausgenommen von diesen Durchhängern. Die intensive körperliche Aktivität ließ mich nachdenken – über mein Leben, meine Ziele und die Veränderungen, die mir bevorstanden. Wie sollte es weitergehen? Ich wusste, dass ich etwas ändern musste, denn so, wie es bisher war, konnte es nicht weitergehen.

Zusätzlich zum körperlichen Training stand auch die Ernährungsberatung auf dem Programm. Ich musste zugeben, dass meine Essgewohnheiten alles andere als gesund waren. Irgendwie hatte ich mir angewöhnt, nur einmal am Tag, meistens abends, zu essen. Die Erkenntnis, dass dies definitiv nicht die Lösung war, traf mich wie ein Schlag. Doch die Umstellung war schwieriger als gedacht. Es war, als ob ich mit dem Rauchen aufhören wollte – es beginnt alles im Kopf. Man muss bereit sein, sich zu verändern.

Die Ernährungsberaterin erklärte uns die Grundlagen einer gesunden Ernährung, doch es fühlte sich an, als ob jede Änderung, die ich in Betracht zog, ein unverhältnismäßig großer Schritt war. Im Laufe der Wochen begann ich jedoch, kleine Verbesserungen in meiner Essgewohnheit vorzunehmen. Ich machte Fortschritte, aber ich wusste auch, dass ich weiterhin an mir arbeiten musste.
Nach drei Wochen packte mich dann doch die Enttäuschung – ich fühlte mich gerade erst wohl und hatte angefangen, mich einzuleben, als es schon wieder vorbei war. Das fühlte sich an, als ob ich auf einer Achterbahn gewesen wäre und wieder am Ausgang angelangt war, ohne die aufregendste Fahrt erlebt zu haben. Am Ende steht oft das Geld, das für solche Maßnahmen ausgegeben wird, im Vordergrund. Meines Erachtens sollte man viel mehr auf die Bedürfnisse der Betroffenen achten.

Zehn Tage vor Weihnachten wurde ich schließlich entlassen. Mein erster Schritt in die „Freiheit" war der Kontakt zur Agentur für Arbeit. Die Hürden dauerten an – ich musste eine Hotline anrufen, um einen Termin beim Arbeitsvermittler zu vereinbaren. Nachdem ich mir eingestanden hatte, dass ich nicht in der geringsten Lust auf Bürokratie hatte, rief ich an. Doch was geschah? Keine Termine verfügbar. Natürlich war meine Arbeitsvermittlerin krank – typisch! Ich wurde auf Januar vertröstet und sollte erneut anrufen.

Ein schwerer Verlust

Zwei Wochen nach meiner Entlassung erhielt ich einen Anruf von meinen Eltern, der mich wie ein Blitz treffen sollte: Meine geliebte Großtante war verstorben. Fünfundneunzig Jahre alt, und jetzt war sie einfach nicht mehr da. Vor einer Woche hatte ich sie noch besucht; sie war so lebhaft und strahlend. Sie wollte mich unbedingt noch einmal sehen, doch niemand wusste, dass unsere letzte Begegnung tatsächlich die letzte war.

Das Schicksal hatte einen grausamen Plan – ich fühlte mich egal, nun, ich kann es kaum in Worte fassen. Ihre Erkältung, ihre kleinen Schwächen, all das schien nicht so bedrohlich. Sie war glücklich, als ich da war, und sie war die Letzte, die über meinen Herzinfarkt Bescheid wusste. Nun war sie weg, und ich fragte mich, ob sie vielleicht gegangen ist, damit ich bleibe. Ein schmerzhafter Gedanke, der sich nicht aus meinem Kopf löschen ließ.

Wie soll ich mit dieser Trauer und den Veränderungen in meinem Leben umgehen? Der Verlust meiner Großtante war nicht nur eine persönliche Tragödie, sondern auch ein Wendepunkt in meinem Leben. Ich dachte über all meine Entscheidungen nach und darüber, wie ich in Zukunft leben wollte.

Der Anfang in der Reha hatte mir zwar gezeigt, wie wichtig eine positive Einstellung ist, doch nun war ich herausgefordert, auch in der Traurigkeit einen Sinn zu finden. Ich wusste, dass ich für meine Tante weiterkämpfen musste. Für sie wollte ich mein Leben verändern, gesünder leben und die Zeit, die mir gegeben wurde, besser nutzen.

Es gibt kein Zurück, und es gibt keine einfache Lösung. Doch ich bin entschlossen, meinen neuen Weg zu finden. Mit einem Lächeln und einer Prise schwarzem Humor werde ich die Herausforderungen annehmen, die vor mir liegen. Denn das Leben ist kurz – und manchmal muss man lachen, um nicht zu weinen.

Ein Neuanfang in ungewissen Zeiten

Das Weihnachtsfest nahte, und die vertraute Atmosphäre der festlichen Vorfreude fühlte sich in diesem Jahr seltsam leer an. In jedem anderen Jahr war Tante Käthe ein fester Bestandteil unserer Weihnachtsfeiern gewesen. Ihre fröhliche Art und die endlosen Geschichten über vergangene Weihnachten hatten das Fest erst zu dem gemacht, was es war – ein warmherziges Zusammensein mit der Familie. Doch nun war sie nicht mehr da, und das Gefühl des Verlustes schwebte wie ein Schatten über uns, während die Lichter am Weihnachtsbaum zu flackern schienen.

Die Festtage waren vorüber, aber die Leere blieb. Ich konnte nicht anders, als mich von der vertrauten Umgebung erdrückt zu fühlen. Jeder Blick auf die festlich geschmückten Straßen dieser Stadt erinnerte mich an Tante Käthe, an die gemeinsamen Feiern und das Lachen, das nun verstummt war. Es war mir alles zu viel – die Erinnerungen, die Stille und der Schmerz des Verlustes. Deshalb fasste ich einen Entschluss: Ich musste raus aus dieser Stadt, aus dieser erdrückenden Umgebung.

„Lass uns einfach wegfahren", schlug ich meiner Frau vor. Sie schaute mich überrascht an, aber nach einem kurzen

Moment des Zögerns nickte sie zustimmend. Gemeinsam packten wir unsere Sachen und informierten niemanden über unseren Plan. Wir entschieden uns, mit der Bahn zu ihrer Schwester zu fahren, in den kleinen Ort, der unsere zweite Heimat war. Dort lebten viele Freunde von uns, und die Abwechslung sowie Ablenkung würden uns gut tun – vielleicht mehr, als wir uns vorstellen konnten.

Die Bahnfahrt war eine Mischung aus Unruhe und Hoffnung. Während ich durch das Fenster blickte, beobachtete ich die vorbeiziehenden Landschaften und versuchte, meine Gedanken zu ordnen. Zu oft hatte ich mich in Grübeleien über die Zukunft verloren. Was würde noch auf uns zukommen? Warum traf es gerade uns? Die Fragen überrollten mich wie Wellen, und ich fühlte mich, als ob ich mitten im Ozean schwamm, ohne Land in Sicht. Obwohl ich mich bemühte, positive Gedanken zu fassen, schwebten die dunklen Wolken der Unsicherheit über meinem Kopf.

Angekommen bei meiner Schwiegermutter, empfingen uns Freude und Wärme. Der Duft von frisch gebackenem Brot und Kuchen erfüllte die Luft, und für einen Moment schien das Gewicht auf meinen Schultern ein wenig leichter zu werden. Hier gab es keine Erinnerungen an den

Verlust, nur den Komfort der familiären Verbundenheit. Wir verbrachten Tage mit Freunden, lachten und redeten über alte Zeiten. Diese Abwechslung tat uns gut und half zumindest, für eine Weile die innere Leere zu verdrängen.

Doch sobald ich allein war, kehrten die Gedanken zurück. Nach den Feiertagen, als der Alltag wieder einkehrte, saß ich oft nachdenklich auf der Veranda und starrte in die Ferne. Wie lange würde ich noch arbeitslos bleiben? Ich war nicht daran gewöhnt, nichts zu tun. Über neun Wochen „außer Gefecht" zu sein, wie es die Ärzte bezeichneten, war eine lange Zeit. Bald würde ich einen Termin für ein Gespräch bei der Agentur für Arbeit erhalten, auf den ich sehnsüchtig wartete.

Der Jahreswechsel brachte einen frischen Wind mit sich, und im Januar bekam ich endlich den ersehnten Anruf. Dieses Mal sollte es ernst werden – ich musste wieder ins Berufsleben eintreten. Die Vorstellung, weiterhin zu Hause zu sitzen, fiel mir immer schwerer. Also machte ich mich an die Planung. Welche Möglichkeiten hatte ich? Die Reha hatte mir klare Vorgaben gemacht: Ich durfte nicht in der Zeit von 22 Uhr bis 6 Uhr morgens arbeiten. Diese Einschränkung bedeutete das Aus für meinen erlernten Beruf als Bäcker. Der Gedanke, selbstständig zu arbeiten, schied ebenfalls aus – das würde bedeuten, wieder in alte Muster zu verfallen und rund um die Uhr beschäftigt zu sein.

Was blieb mir also? Die Arbeitsagentur riet mir, mich in meinem erlernten Beruf zu bewerben. Das tat ich schließlich, obwohl ich wusste, dass meine Chancen als ungelernte Kraft stark eingeschränkt waren. Ich fühlte mich frustriert. Ich wollte aktiv sein und arbeiten, doch es war nicht so einfach wie gedacht.

In einem Gespräch mit meiner Arbeitsvermittlerin wurde mir klar, dass ich zweigleisig fahren musste, um meine Chancen zu verbessern. „Eine Umschulung ist möglich", sagte sie, „zum Beispiel als Erzieher in einem Kindergarten." Diese Idee zündete in mir einen Funken. Kinder waren immer schon ein Teil meines Lebens gewesen. Meine eigene Kindheit war voller schöner Erinnerungen, und ich konnte mir die Arbeit mit Kindern gut vorstellen. Schließlich war der Bedarf an Erziehern groß. Doch der Weg dorthin schien steinig.

Während ich an die Möglichkeit einer Umschulung dachte, wurde mir schnell klar, dass es nicht so einfach war, wie die Familienministerin einmal gesagt hatte. Tatsächlich waren die Kurse rar und oft überfüllt. Sobald ich meine Gedanken sortiert hatte, wandte ich mich direkt an meine Arbeitsvermittlerin, die bereit war, mich bei meinem Vorhaben zu unterstützen. Sie gab mir wertvolle Tipps, um die nötigen Schritte einzuleiten. Aber sie räumte auch ehrlich ein, dass es nicht sofort klappen würde.

„Egal", dachte ich bei mir. Erstmal musste ich herausfinden, ob der Beruf des Erziehers wirklich das Richtige für mich war. Ich wollte den Kindern etwas geben, ihnen helfen, zu lernen und sie auf ihrem Weg zu begleiten. Vielleicht, dachte ich, wird diese Arbeit mir auch helfen, meine eigenen Gedanken und Gefühle besser zu verarbeiten. Und so begann ich, mich intensiver mit der Materie auseinanderzusetzen, Literatur zu lesen und Informationen über die Ausbildung zu sammeln.

Die Zeit verging, und je mehr ich darüber las, desto klarer wurde mir, dass ich diesen Schritt wagen wollte. Es bedeutete zwar einen Neu-Start, aber es fühlte sich richtig an. Der Kontakt mit Kindern, die Unbeschwertheit und die frische Sicht auf die Welt – all das versprach, eine positive Veränderung in mein Leben zu bringen.

Die nächsten Wochen waren herausfordernd, aber ich war entschlossen. Ich besuchte Informationsveranstaltungen und sprach mit Erziehern, die mir von ihren Erfahrungen berichteten. Dabei wurde mir zunehmend klar, dass ich nicht nur einen neuen Beruf suchte, sondern auch einen

Neuanfang, eine neue Perspektive auf mein Leben.

Schließlich war ich bereit, den nächsten Schritt zu wagen. Mit einem neuen Lebensgefühl und der Zuversicht, dass alles gut werden würde, stellte ich mich der Herausforderung. Ob ich als Erzieher arbeiten würde oder nicht, spielte im Moment keine Rolle – wichtig war, dass ich endlich wieder am Leben beteiligt war und dass ich aktiv entschied, in welche Richtung ich gehen wollte.

Das Positive an der ganzen Situation war, dass ich wieder träumen konnte, Pläne schmiedete und dafür arbeitete, sie Realität werden zu lassen. Ja, es war Zeit für einen Neuanfang, und ich war bereit, ihn zu ergreifen.

Mein Weg zur neuen beruflichen Herausforderung

Ich stand am Anfang einer herausfordernden Zeit. Die Stellenangebote in der Hauswirtschafts- und Gebäudereinigungsbranche schienen zwar vielversprechend, aber der Schritt in Richtung Erzieher war für mich die eigentliche Hoffnung. Deswegen bewarb ich mich nicht nur in meinem angestammten Berufsfeld, sondern wagte gleichzeitig den Sprung in eine für mich neue Welt. Ich wollte mehr über den Alltag eines Erziehers erfahren und bat um einen Praktikumsplatz, um mir ein Bild von dieser wichtigen Tätigkeit machen zu können.

Die Ernüchterung folgte jedoch schneller als erwartet. Von den vielen Bewerbungen erhielt ich kaum eine Antwort; die wenigen Rückmeldungen waren meist Absagen. In meinem Inneren hatte ich bereits mit dieser Realität gerechnet, da ich wusste, dass es zahlreiche ausgebildete Fachkräfte gab, die um dieselben Positionen konkurrierten – und das oft besser qualifiziert waren als ich. Aber ständig mit Absagen konfrontiert zu werden, nagte an meinem Selbstwertgefühl. Die Rechnungen häuften sich, und ich fühlte mich hilflos inmitten der finanziellen Belastungen. Das Hartz IV-Geld reichte hinten und vorne nicht aus, und ich kämpfte darum, meinen Verpflichtungen nachzukommen.

Der Schock meines gesundheitlichen
Niedergangs, der schließlich auch meinen
finanziellen Abstieg mit sich brachte, war
schwer zu ertragen. Inkassobüros drängten
mich weiter in eine Ecke, während ich
verzweifelt versuchte, eine Lösung zu
finden. Es war klar, dass ich so nicht
weitermachen konnte; ich brauchte
dringend einen Job.

Als meine Arbeitsvermittlerin mir den
Vorschlag machte, einen Ein-Euro-Job in
der Kindernotfallbetreuung anzunehmen,
schöpfte ich neue Hoffnung. In dieser
Position könnte ich wertvolle Erfahrungen
sammeln und gleichzeitig etwas für die
Gesellschaft tun. Ich war bereit, diesen
Weg zu gehen und kam auf die Warteliste
für die Stelle. Meine Zuversicht wuchs, als
ich kurz nach dem Gespräch einen Anruf
von einem Kindergarten in Berlin erhielt.
Sie luden mich zu einem
Vorstellungsgespräch ein!

Das Gespräch verlief positiv, und ich war
aufgeregt, die Möglichkeit zu bekommen,
ein zweiwöchiges Praktikum in einem der
Kitas des Trägers zu absolvieren. Endlich
verspürte ich wieder einen Sinn in dem,
was ich tat. Die Wochen vergingen wie im
Flug, und am letzten Tag meines
Praktikums hatte ich ein aufbauendes
Gespräch mit der Leiterin der Einrichtung.
Sie war mit meiner Arbeit zufrieden und

wollte sich umgehend mit ihrer Chefin in Verbindung setzen. Ich durfte hoffen.

Zwei Wochen nach dem Praktikum erhielt ich den ersehnten Anruf: Ich wurde zum August als Erzieherin eingestellt! Der Freude über diese Zusage stand jedoch noch ein großes Hindernis gegenüber – ich musste eine Schule finden, die mir die theoretische Ausbildung ermöglichen konnte. Die Suche stellte sich als schwieriger heraus als erwartet, denn viele Schulen boten nur begrenzte Plätze an.

Obwohl ich noch nie zuvor auf diesem Gebiet gearbeitet hatte, war ich fest entschlossen. Ich begann, im Internet nach geeigneten Schulen zu suchen, die eine zweijährige Erzieherausbildung anboten. Die Fristen für die Bewerbungen waren lang, oft mindestens ein halbes Jahr, doch ich blieb optimistisch und schrieb fleißig weitere Bewerbungen. ICh hatte die Zusage vom Arbeitgeber, und das gab mir Kraft.

In dieser Phase lernte ich viel über die Herausforderungen der Jobsuche und den Mut, den es braucht, um einen neuen Weg einzuschlagen. Ebenso wichtig war es, niemals aufzugeben und stets an sich selbst zu glauben, auch wenn die Hürden hoch erscheinen. Denn letztendlich zählt nicht nur das Geld, sondern vor allem die Erfüllung, die ich durch die Arbeit mit

Kindern erhoffe. Ich bin bereit für diesen
neuen Lebensabschnitt und gespannt auf
die Wege, die ich noch gehen werde.

Die Suche nach Hoffnung

Die Zeit verging und ich fand keine Schule, die mich ab August aufnehmen würde. Klar, dass der Arbeitgeber nicht auf mich wartet. Ich war voller Erwartungen in dieses neue Kapitel meines Lebens gestartet, doch nun drohte alles, in einer Sackgasse zu enden. In meiner Vorstellung war der Start des neuen Schuljahres ein Neubeginn, eine Chance, mich weiterzuentwickeln und meine Karriere voranzutreiben. Doch je mehr ich versuchte, einen Platz zu finden, desto frustrierter wurde ich.

Eine wichtige Erkenntnis, die ich bis dahin nicht hatte: Man sollte schon mindestens ein Jahr in einem solchen Beruf Erfahrungen gesammelt haben – eine Zulassungsvoraussetzung der Schulen für diesen Beruf, die ich nicht kannte. Als ich schließlich begriff, dass diese Hürde unüberwindbar war, kam der Moment, in dem ich endgültig resignierte. Die Stelle war weg und mit ihr mein Glaube an mich selbst. Welcher Arbeitgeber wartet schließlich ein ganzes Jahr, nur weil ich noch keine Schule gefunden habe? Mir fiel niemand ein.

In dieser dunklen Zeit fiel ich in ein sehr tiefes Loch. Die Ärzte in der Reha hatten mich gewarnt, dass so etwas passieren kann, aber ich hatte nie daran geglaubt, dass es mich wirklich treffen könnte. Doch es traf mich unverhofft wie ein Blitzschlag. Plötzlich stand ich alleine da, ohne Perspektive und ohne Hoffnung. Ich fing wieder an zu rauchen. Die Zigaretten wurden zu meinem heimlichen Verbündeten, um gegen meine innere Leere anzukämpfen. Es scheint schwer erklärbar, was in einem vorgeht. Gedanken, die man nicht haben darf, drängen sich dennoch auf.

Mit jeder Zigarette hoffte ich, dem Tod näherzukommen. Ein dunkler Gedanke, der mich nicht losließ. Ich verstand nicht, warum der Arzt gerufen wurde, als ich in diesem Zustand war. Ich wünschte mir insgeheim, der Arzt wäre damals nicht gekommen; dann hätte ich alles hinter mir und müsste mich nicht mehr mit all diesen Problemen herumschlagen. Ich dachte, ich wäre dann frei von Schulden und könnte meine Frau von meinen ständigen Stimmungsschwankungen befreien. Alles wäre gut, so dachte ich zumindest.

Meine Stimmung schwankte innerhalb weniger Minuten von „hoch Jauchzend" zu „zu Tode betrübt". Es war, als ob ich auf einer emotionalen Achterbahn gefangen war, von der es kein Entkommen gab. Diese ständigen Schwankungen machten es mir unmöglich, einen klaren Kopf zu behalten oder selbst eine Lösung zu finden. Hier war professionelle Hilfe gefragt! Der erste Schritt zur Besserung war es, das selbst einzugestehen, und das dauerte eine Weile. Aber irgendwann kam der Tag, an dem ich verstand, dass ich Hilfe benötigte.

Kraft schöpfend von dieser Einsicht machte ich mich auf den Weg zu meiner Hausärztin. Sie war sofort bereit zu helfen und stellte mir eine Überweisung für einen Spezialisten aus. „Es wird nicht einfach sein, einen Termin zu bekommen", meinte sie besorgt. „Alle Ärzte sind überlastet." Sie drückte mir jedoch die Daumen und versicherte mir, dass ich jederzeit zu ihr kommen könne, wenn ich noch keinen anderen Arzt gefunden hätte und Hilfe bräuchte.

Die Suche nach einem passenden Spezialisten war alles andere als einfach. Telefonate blieben oft unbeantwortet oder ich bekam die standardisierte Antwort, dass keine Termine verfügbar seien. Was sollte ich machen? Um mich von meinen alltäglichen Problemen abzulenken, schwirrte ich etwas im Internet herum. Zugegeben, es gibt bessere Möglichkeiten, meine Zeit zu verbringen, aber für mich war es die einfachste.

Eines Tages blieb ich auf der Website des Berliner Radiosenders "rs2" hängen. Dort wollte ich einfach mal „Guten Morgen" wünschen. Zu meiner Überraschung erhielt ich tatsächlich eine Antwort von den Moderatoren des „Mein Morgen Teams". Das fühlte sich gut an! An verschiedenen Stellen auf der Seite wurden Fragen an die Hörer gepostet. Eine Frage blieb mir besonders im Gedächtnis: „Was haben Sie noch von Ihrer Ex?" Ohne groß darüber nachzudenken, postete ich: „Ein Glücksbäumchen".

Einige Minuten später bekam ich eine Nachricht von einer Redakteurin des Senders geschickt. Sie stellte sich vor und fragte, ob ich am nächsten Tag in der Sendung über das „Glücksbäumchen" sprechen möchte. Klar wollte ich, ich hatte ja Zeit! Es war nur ein kurzer Auftritt im Radio, doch ich fand Gefallen daran. Zum ersten Mal seit Langem fühlte ich mich wieder lebendig.

Das Glücksbäumchen, das ich von meiner Ex erhalten hatte, wurde plötzlich zu einem Symbol der Hoffnung und des Neuanfangs. Es erinnerte mich daran, dass es immer noch Dinge gibt, die mir Freude bereiten können, auch wenn die Zeiten gerade schwer sind. Mein kurzes Gespräch im Radio war der Beginn eines neuen Hobbys und vielleicht sogar eines neuen Lebensabschnitts. Irgendwo hatte ich wieder einen Funken Hoffnung gefunden.

Ich fing an, mich intensiver mit dem Thema Glücksbäumchen zu beschäftigen, mehr

über Pflanzen zu lernen und sogar einige
Artikel darüber zu lesen. Das Teilen meiner
Gedanken über das Glücksbäumchen mit
anderen Menschen erinnerte mich daran,
dass ich nicht alleine bin mit meinen
Kämpfen. Es gab auch andere, die
ähnliche Herausforderungen durchlebten,
und es tat gut, darüber zu reden.

Schritt für Schritt baute ich eine kleine
Community auf, die sich gegenseitig
unterstützte. Die Gespräche waren oft
heiter, manchmal ernst, aber immer ehrlich.
Im Laufe der Zeit lernte ich auch, meine
Gedanken besser zu sortieren. Jede
Zigarette ließ ich ein Stück mehr hinter mir,
bis ich schließlich ganz damit aufhören
konnte. Es war nicht einfach, aber ich
spürte, dass ich es schaffen konnte.

Ich begann, die kleinen Dinge im Leben
wieder wertzuschätzen, die ich zuvor
vergessen hatte. Ein Lächeln, ein
freundliches Wort oder einfach das Aroma
eines frisch gebrühten Kaffees. Je mehr ich
mich mit positiven Aspekten des Lebens
umgab, desto weiter schob ich das Dunkel
zur Seite.

Nach einigen Monaten, in denen ich aktiv
an meinem Wohlbefinden arbeitete, fand
ich schließlich auch einen Termin bei
einem Spezialisten. Es war der Anfang
eines neuen Kapitels – nicht nur für meine
berufliche Laufbahn, sondern auch für

meine persönliche Entwicklung. Ich erkannte, dass es wichtig ist, Hilfe anzunehmen und sich nicht zu scheuen, seine Gefühle und Ängste zu teilen.

Als ich schließlich wieder in der Lage war, über meine Erfahrungen zu reden, entdeckte ich, dass ich anderen Menschen helfen konnte, die ähnliche Kämpfe durchlebten. Das Teilen meiner Geschichte beim Berliner Radiosender wurde nicht nur für mich eine Therapie, sondern bot auch vielen anderen eine Plattform, um sich auszutauschen.

Am Ende kann ich sagen, dass das Glücksbäumchen nicht nur ein kleiner Topf mit einer Pflanze war, sondern ein Sinnbild für Wachstum, Heilung und Hoffnung. Es erinnerte mich täglich daran, dass es Licht gibt, selbst in den dunkelsten Zeiten. Und so wurde aus einem kleinen Glücksbäumchen eine große Quelle der Inspiration für mich und viele andere – ein Zeichen dafür, dass wir niemals alleine sind auf unserem Weg.

Ein unerwarteter Anfang

Womit ich schon fast nicht mehr gerechnet hatte, trat einige Tage später wirklich ein: Ich erhielt den Bescheid für den ein Euro Job. Über Monate hatte ich nach Möglichkeiten gesucht, endlich meine Fußstapfen im erzieherischen Bereich zu hinterlassen. Besonders in der aktuellen Zeit, in der das Geld oft knapp ist, war dieser Bescheid wie ein Lichtblick für mich. Etwas mehr Geld in der Tasche und wenigstens für ein halbes Jahr Arbeit – auch wenn es nur fünf Stunden am Tag waren. Es war der perfekte Anfang, um meinem Berufswunsch näherzukommen.

Bereits elf Tage nach dem Eintreffen des Bescheids sollte es losgehen in der Kindernotfallbetreuung. Für den Fall, dass kein Kind zu betreuen war, gab es die Möglichkeit, in einem benachbarten Kindergarten auszuhelfen. Besser konnte es nicht laufen! Ich benötigte mindestens ein Jahr Erfahrung in diesem Beruf, und nun hatte ich die Chance, diese zu sammeln. Das halbe Jahr in der Kindernotfallbetreuung, mit Aussicht auf ein weiteres halbes Jahr Verlängerung, war mein Sprungbrett.

Als ich meine neuen Aufgaben antrat, hatte ich gemischte Gefühle – einerseits Aufregung, andererseits Nervosität. Ich wusste, dass ich viel lernen würde. In der Kindernotfallbetreuung war nicht wirklich viel zu tun, aber ich war fest entschlossen, jede Gelegenheit zu nutzen, um meine Fähigkeiten auszubauen. Während ich darauf wartete, dass Kinder zu betreuen waren, widmete ich mich den Vorbereitungen, um bei der Betreuung der kleinen Schützlinge in der benachbarten Einrichtung unterstützen zu können.

Zusätzlich nutzte ich die Zeit, um meine kreativen Ideen einzubringen. Immer wieder schaute ich auf die Facebook-Seite von „rs2" und überlegte mir verrückte Vorschläge, die ich ab und an mal einbrachte. Was ich nie erwartet hätte, war, dass mein Vorschlag zum „Angrillen" in der Morningshow tatsächlich aufgegriffen wurde! In diesem Moment spürte ich, wie wichtig es war, aktiv zu sein und meine Stimme in der Gemeinschaft zu erheben. Es war ein schöner Erfolg, der mein Selbstvertrauen enorm stärkte. Es tat gut, beachtet zu werden, und ich war stolz darauf, auch wenn ich nur einen kleinen Beitrag leisten konnte.

Im Laufe der Zeit wurde es zur Gewohnheit, dass ich mich telefonisch an den Sendungen beteiligte. Ich war erst im März auf die Möglichkeit gestoßen und fand schnell Gefallen daran, mit den Moderatoren Katrin, Alex und dem kleinen Frank zu plaudern. Katrin bezeichnete mich immer als „Kindergärtner", was mich etwas schmunzeln ließ. Im ersten Gespräch hatte ich gesagt, ich sei „auf dem Weg dahin" – aber irgendwie fühlte ich mich durch ihre Anrede bestärkt. Diese kleine Bezeichnung wurde für mich zu einem Ansporn, weiterhin diesen Weg zu beschreiten. Es war eine amüsante und bereichernde Abwechslung in meinem Alltag.

In der Kita angekommen, wurden mir die Verantwortlichkeiten klarer. Ich wurde in eine Gruppe eingeteilt, in der eine Kollegin erkrankt war. Gemeinsam mit einer jungen Kollegin übernahm ich die Betreuung der Kinder. Zu Beginn hatte ich ein wenig Bedenken, da ich der einzige Mann in der Betreuung war. Es gibt zwar einen Hausmeister, aber das ist etwas ganz anderes, als direkt mit den Kindern zu interagieren.

Die Akzeptanz in der Gruppe war eine spannende Herausforderung. Es dauerte allein ein knappes Vierteljahr, bis ich von den Kindern vollständig akzeptiert wurde. Klar, bei dem einen oder anderen Kind ging es schneller, aber insgesamt verlangte es Geduld und Durchhaltevermögen. Diese Zeit war jedoch nicht umsonst; Tag für Tag wuchs die Bindung zu den Kindern und die Freude an meiner Tätigkeit. Ich stellte fest, dass ich sehr gut mit ihnen interagieren konnte und dass sie mir langsam Vertrauen schenkten. Das Gefühl, in ihren Alltag integriert zu sein, war einfach großartig.

Mein Ziel wurde klar: Erzieher ist der richtige Beruf für mich – am liebsten in dieser Einrichtung! Dieses Gefühl war überwältigend und gab mir die nötige Zuversicht. Ich wollte unbedingt in diesem Bereich weiterarbeiten, auch wenn ich gleichzeitig Bewerbungen an andere Einrichtungen und Schulen schrieb. Schließlich ist es wichtig, im Leben flexibel zu bleiben und sich verschiedene Optionen offen zu halten.

Das halbe Jahr verging wie im Flug. Ich war ausgeglichen und glücklich in der Kita. Doch die Unsicherheit blieb: Was würde nach diesen sechs Monaten geschehen? Eines Tages nahm ich all meinen Mut zusammen und fragte bei der Agentur für Arbeit nach, ob eine Verlängerung des ein Euro Jobs möglich wäre. Die Ungewissheit nagte an mir, doch ich war fest entschlossen, alles zu versuchen.

Nach längerem Hin und Her kam dann die erlösende Nachricht: Ich erhielt den Verlängerungsbescheid von der Agentur für Arbeit! Damit konnte ich das von der Schule geforderte Jahr voll machen. Die Erleichterung und Freude waren unbeschreiblich.

Ich fühlte mich in der Kita rundum wohl. Ich war nicht mehr der Praktikant oder „nur“

der ein Euro Jobber. Nein, ich gehörte zum Team! In den Gesprächen mit meinen Kollegen fühlte ich mich verstanden und wertgeschätzt. Die Zusammenarbeit war angenehm, und ich konnte von den Erfahrungen der anderen profitieren. Jeder Tag brachte neue Herausforderungen, aber auch neue Lernmöglichkeiten.

Während ich in der Kinderbetreuung arbeitete, bemerkte ich, dass ich nicht nur als „Kindergärtner" agierte, sondern auch als Mentor, Zuhörer und Unterstützer für die Kinder. Diese Rolle erfüllte mich mit Stolz und war die Bestätigung dafür, dass ich auf dem richtigen Weg war.

So wurde der unerwartete Anfang für mich zu einem bedeutenden Schritt auf meiner beruflichen Reise. Die Kombination aus praktischen Erfahrungen, Telefoninteraktionen und der Rückmeldung meiner Umgebung half mir, mich weiterzuentwickeln und meinen Platz in der Welt der Kinderbetreuung zu finden. Ich war bereit, noch viele weitere Kapitel in diesem Bereich zu schreiben und meine Leidenschaft für die Arbeit mit Kindern zu vertiefen. Denn letztendlich war dies nicht nur ein Job für mich – es war ein Traum, der Wirklichkeit wurde.

Ich kann mich noch gut an den Freitag Nachmittag im Oktober erinnern, an dem alles seinen gewohnten Gang zu gehen schien. Die Kinder waren wie gewohnt eingeschlafen, die Wohnung war ruhig und ich freute mich darauf, ein wenig Zeit für mich zu haben. Es war einer dieser Tage, an denen ich gerne zu meiner Arbeit ging, motiviert und zielstrebig. Mein Ausblick auf das Wochenende war voller Vorfreude auf Erholung und Entspannung.

In der Pause setzte ich mich mit einem dampfenden Becher Kaffee zu unserem Hausmeister, einem freundlichen Mann, der immer ein offenes Ohr hatte. Doch als ich ihm gegenübersaß, fiel ihm sofort auf, dass etwas mit mir nicht stimmte. „Du siehst irgendwie schlecht aus. Ist alles in Ordnung?", fragte er besorgt. Ich lächelte nur und verneinte. „Vielleicht bin ich ein bisschen gestresst. Aber es ist ruhiger als sonst, alles gut!" Auch meine Kollegen schauten mich manchmal an, als ob sie etwas bemerkt hatten, was mir selbst nicht bewusst war. Ich schob es beiseite; schließlich stand das Wochenende bevor, und ich war sicher, dass ich mich erholen würde.

Nach dem Dienst machte ich mich auf den Weg nach Hause. Während ich in den Rückspiegel meines Autos schaute, bemerkte ich, dass etwas anders war. Ein merkwürdiges Gefühl setzte sich in mir fest, als ich mein eigenes Gesicht ansah. Mein linkes Auge schloss sich langsamer als das rechte, aber ich dachte keine weiteren Gedanken darüber. Stress, Nervosität – das könnte alles sein. Ich versuchte, es einfach zu ignorieren, denn schließlich wollte ich nicht unnötig Panik verbreiten.

Das Wochenende verging, und ich kehrte an die Arbeit zurück. Doch je mehr Zeit ins Land ging, desto mehr fiel mir auf, dass das Augenproblem nach wie vor nicht besser wurde. Die ungleiche Bewegung meiner Augen stellte sich als hartnäckig heraus. Ich kämpfte darum, die Symptome rational zu erklären. Zudem bemerkte ich während des Zähneputzens, dass ich meine Zunge nicht ganz unter Kontrolle hatte. Beim Spucken landete das Wasser oft nicht dort, wo ich es wollte. Die kleinen Ups und Downs schob ich auf den Stress der letzten Wochen – schließlich hatte ich viel um die Ohren.

In zwei Wochen würde sich zum ersten Mal der Tag meines Herzinfarktes jähren. Ich hatte in der Vergangenheit Gespräche mit meiner Hausärztin darüber geführt, dass man sich in solchen Situationen oft etwas einbildet und Symptome überinterpretiert. Diese Gedanken schwirrten in meinem Kopf herum, und ich sah diesem Datum trotz gemischter Gefühle entgegen. Panik hatte ich jedoch nicht. Stattdessen stand ich am Montagabend vor dem Spiegel und wollte mich zum Grinsen bringen. Doch mein Lächeln war verzerrt – die linke

Gesichtshälfte zeigte eine deutliche Asymmetrie. Plötzlich packte mich das Unbehagen. Irgendetwas war definitiv nicht normal.

Ich hätte es wissen müssen, ich kannte diese Symptome. Immer wieder kam mir der Gedanke in den Kopf, dass ich diese Dinge schon einmal gehört hatte. Vor einem Jahr war meine Großtante an Ostern ins Krankenhaus eingeliefert worden, und mein Vater und ich hatten uns darüber unterhalten, was es bedeutet, solche Anzeichen zu ignorieren. Der Gedanke an einen Schlaganfall flüsterte leise in meinem Hinterkopf.

Am Dienstag fuhr ich mit dem Auto zur Praxis meiner Hausärztin. Im Wartezimmer schnürte sich mir der Magen zusammen, als ich mir vornahm, genau aufzuschreiben, was ich fühlte. „Bitte um Überprüfung, ob ein Schlaganfall vorliegt oder nicht" war meine direkte Bitte. Als ich die Krankenschwester sah, die meine Notiz las, bemerkte ich den Schock in ihrem Gesicht. Sie war höflich, doch ich fühlte, dass ich mit meiner Formulierung etwas aus dem Rahmen fiel. Sie bat mich, mit ihr ins Labor zu kommen, und ich spürte, dass ich auf dem richtigen Weg war – einen Weg, den ich zuvor noch nicht vollständig akzeptiert hatte.

Während der Tests im Labor war ich

nervös, aber auch erleichtert, dass ich nicht
weiterhin darauf beharren musste, alles sei
in Ordnung. Meine Gedanken wanderten
zu den Symptomen, die ich ignoriert hatte.
Wie hätte ich das übersehen können?
Tränen der Frustration traten mir in die
Augen, während ich den Prozess über
mich ergehen ließ. Das Warten auf die
Ergebnisse war quälend, und ich konnte
nicht anders, als mir auszumalen, was als
Nächstes passieren könnte.

Die Krankenschwester kam schließlich
zurück und führte mich in das
Sprechzimmer meiner Ärztin. Ich saß
nervös auf dem Stuhl und wandte meinen
Blick ab, als die Ärztin den Raum betrat.
Sie wirkte besorgt, aber auch fokussiert.
„Wir haben einige Tests durchgeführt und
müssen das Ergebnis besprechen",
begann sie, und ich hielt den Atem an.

„Es gibt einige Auffälligkeiten, die wir uns
genauer ansehen müssen. Ihre Symptome
könnten tatsächlich auf einen Schlaganfall
hinweisen, und wir sollten schnell handeln."
Ihre Worte schnitten durch meine
Gedanken wie ein scharfer Dolch, und ich
fühlte, wie die Realität meiner Situation auf
mich einstürzte. Ich hatte gehofft, dass ich
mir alles nur eingebildet hatte, aber nun
war es klar: ich musste handeln und mich
nicht länger hinter der Fassade des
Ignorierens verstecken.

Die Gespräche mit meiner Ärztin wurden intensiver. Es war eine Mischung aus medizinischen Erklärungen und emotionaler Unterstützung. Ich erfuhr, dass, obwohl ich rechtzeitig reagiert hatte, dies eine kritische Phase für meine Gesundheit war. Es war erstaunt, wie schnell sich mein Leben verändern konnte, nur durch eine Ansammlung kleiner, ignorierter Symptome. Schließlich bekam ich den Rat, mich stationär behandeln zu lassen, um weitere Tests durchzuführen und gegebenenfalls Therapieoptionen zu besprechen.

Heute, ein Jahr nach diesen Ereignissen, hat sich vieles für mich verändert. Ich habe gelernt, mein Leben neu zu bewerten und Prioritäten zu setzen. Der Freitag Nachmittag im Oktober lebt in meiner Erinnerung weiter, nicht nur als der Tag, an dem ich blindlings in die nächsten Tage ging, sondern als Wendepunkt in meinem Leben. Ich habe mir geschworen, nie wieder die Warnsignale meines Körpers zu ignorieren und wichtigen Veränderungen mehr Aufmerksamkeit zu schenken. Es war eine Lektion in Achtsamkeit und Selbstfürsorge, die ich nie vergessen werde.

Sie war bestimmt sehr geschockt und bei einem Schlaganfall alarmiert man den

Notarzt und spaziert nicht zum Hausarzt,
deshalb diese Reaktion.

Meine Ärztin ließ natürlich alles stehen und
liegen und übernahm sofort und ohne zu
zögern meine Behandlung.
Selbstverständlich war sie nicht begeistert,
dass ich nicht den Notarzt verständigt
hatte, obwohl ich es Ihr ja versprochen
hatte, wenn noch einmal etwas vorfällt.

Eine unerwartete Wendung

Es war ein ganz gewöhnlicher Morgen, an dem ich mich in der Arbeit befand, um einige wichtige Absprachen mit meinen Kollegen zu treffen. Die Stunden vergingen schnell, und das Gefühl, dass etwas nicht stimmte, schlich sich unbemerkt in meinen Alltag. Eigentlich sollte der Tag einfach weiterlaufen wie gewohnt – doch es kam anders.

Als ich schließlich am Nachmittag in die Praxis meiner Hausärztin eintrat, ahnte ich noch nicht, dass dies der Beginn eines langen und herausfordernden Kapitels meines Lebens werden würde. „Sie sehen blass aus", bemerkte sie sofort und sah mir direkt in die Augen. In diesem Moment hätte ich mir gewünscht, dass meine Worte überzeugend genug gewesen wären, um ihr zu erklären, dass ich nur müde war und dringend einen Kaffee brauchte. Doch das Gesagte blieb unausgesprochen.

Die Untersuchung begann und der besorgte Blick meiner Ärztin verriet mir, dass sie mehr sah, als ich bereit war anzuerkennen. Als sie dann noch erfuhr, dass ich am frühen Morgen auf der Arbeit war, um wichtige Dinge mit den Kollegen abzusprechen, konnte sie es kaum glauben. „Ich kann Sie nicht wieder gehen lassen!", sagte sie eindringlich. „Sie

müssen sofort in ein Krankenhaus."
In meinem Kopf drehte sich alles. Ich dachte an mein Auto, das vor der Praxis geparkt war. Es war mein liebgewonnenes Stück Freiheit, und ich konnte es nicht einfach stehen lassen. „Aber es ist doch nicht weit bis nach Hause", bettelte ich. Ihre strengen Augen machten mir jedoch klar, dass meine Einwände vergeblich waren. Sie hatte jetzt die Verantwortung für mich als Patient. „Nein", sagte sie bestimmt, „das Auto fahren untersage ich Ihnen sofort."

Widerwillig ließ ich mich mit einer Rettungswagenfahrt ins Krankenhaus bringen. Während wir fuhren, schwirrten Gedanken durch meinen Kopf. Was könnte schief gelaufen sein? Ich fühlte mich nicht so schlecht, oder zumindest nicht schlecht genug, um befürchten zu müssen, im Krankenhaus zu landen. Kaum angekommen, wurde ich in die Notaufnahme gebracht. Die hektische Atmosphäre um mich herum verdichtete sich, und ich spürte eine wachsende Anspannung in meinem Magen.

Nach kurzer Zeit stellte sich heraus, dass ich tatsächlich einen Schlaganfall erlitten hatte. Die Diagnose traf mich wie ein Schlag ins Gesicht. Innerhalb von nicht einmal zwölf Monaten zwei folgenschwere Ereignisse – das war einfach nicht möglich! Ich wollte nicht schon wieder in ein

Krankenhaus, aber diese Realität war unbestreitbar. Ich fühlte mich frustriert und verunsichert.

Die diensthabende Ärztin nahm sich viel Zeit für mich. Sie sprach ruhig mit mir und erklärte den Ablauf der kommenden Untersuchungen, die notwendig waren, um die genauen Ursachen meines Gesundheitszustands festzustellen. Zuerst musste ich in die sogenannte "Stroke Unit", die auf Schlaganfälle spezialisiert ist. Auch wenn ich wusste, dass dies der richtige Ort war, empfand ich eine innere Ablehnung.

Der erste Blick der Ärztin ging sofort zu meinem Gesicht. „Sehen Sie", sagte sie, „die linke Gesichtshälfte ist verzogen." Ein Merksatz, den ich nie vergessen werde, weil er mir die Tragweite meiner Situation vor Augen führte. Auch die Beweglichkeit in meinem rechten Arm und Bein war stark eingeschränkt. Es war eine erschreckende Erkenntnis, die mir über den Kopf hinweg zog, als wäre ich in einen strömenden Fluss geraten.

Am späten Nachmittag kamen zwei Ärzte zu mir. Sie erklärten mir, dass sie eine Probe des Rückenmarkswassers entnehmen müssten, um weitere Erkenntnisse über meinen Zustand zu gewinnen. Der Gedanke daran, eine Kanüle in meinen Rücken eingeführt zu bekommen, machte mir Angst. Aber ich wusste, dass ich kein Entkommen hatte. Diese Prozedur konnte entscheidende Informationen liefern.

Als ich auf der Liege lag, drehte sich alles in mir. Ein Arzt hielt mich fest, während der andere die Kanüle suchte. Ich musste kooperieren und ihnen signalisieren, wann ich Schmerzen verspürte. Je mehr ich nachdachte, desto stärker wurden meine Nervosität und Unruhe. Doch irgendwie schaffte ich es, zu entspannen und mich auf das Geschehen zu konzentrieren.

Schließlich war es überstanden. Mir war klar geworden, dass all das, so unangenehm es auch war, notwendig war, um meine Gesundheit zu sichern. Je mehr ich über die Handlung nachdachte, desto sicherer fühlte ich mich im Umgang mit den Ärzten. Sie wussten, was sie taten, und sie wollten mir helfen.

Die nächsten Tage waren geprägt von weiteren Tests und Untersuchungen. Ich erinnerte mich an die Aussagen der Ärzte: „Eine schnelle Reaktion kann entscheidend sein." Diese Worte hallten in meinem Kopf wider. Ich befasste mich zunehmend mit der Frage, was ich aus dieser Erfahrung lernen konnte.

In der Klinik begegnete ich anderen Patienten, die ähnliche Schicksale erlitten hatten. Wir teilten Geschichten, Ängste und

Hoffnung. Langsam begann ich zu begreifen, dass ich nicht allein war und dass meine Genesung nicht nur von der medizinischen Behandlung abhingen, sondern auch von der Unterstützung der Menschen um mich herum.

Im Laufe der Zeit lernte ich, mit den Herausforderungen umzugehen. Übungen zur Wiederherstellung meiner Mobilität wurden Teil meines täglichen Lebens. Ich konnte nicht leugnen, dass ich manchmal frustriert war, aber ich war fest entschlossen, wieder der Mensch zu werden, der ich einmal war. Schritt für Schritt kämpfte ich mich zurück ins Leben, leider nicht ohne Rückschläge, die mich weiterhin forderten. Aber die Geduld der Ärzte und die Solidarität der Mitpatienten stärkten meinen Glauben an die positive Wendung dieser schweren Zeit.

Monate später, als ich schließlich entlassen wurde, fühlte ich mich gefestigt. Ich wusste, dass ich nicht der Alte war, dass ich neue Herausforderungen meistern musste, aber gleichzeitig spürte ich, dass ich gewachsen war. Der Weg zur Genesung war noch lange nicht beendet, aber ich war bereit, ihn anzutreten. Und wenn ich eines gelernt hatte, dann war es das: Jeder Tag ist ein neuer Anfang – voller Möglichkeiten.

Insgesamt war dieser unerwartete Wendepunkt in meinem Leben eine

Erfahrung, die mich nicht nur herausforderte, sondern mich auch lehrte, das Leben und die Menschen um mich herum zu schätzen. Dabei konnte ich mir schließlich eingestehen, dass es nicht nur meine eigene Stärke war, die mich vorantrieb, sondern auch die Hilfe und Fürsorge der Menschen, die mir auf meinem Weg begegneten.

Es war spät geworden, ein langer Tag lag hinter mir, und ich ging schon um einundzwanzig Uhr in mein Bett. Die Erschöpfung hatte mich übermannt, das monotone Geräusch der Überwachungsmonitore im Hintergrund wurde zu einer sanften Melodie, die mich in den Schlaf wiegte. Doch der Frieden sollte nicht lange anhalten. Ich war ja noch an die Geräte angeschlossen, die unermüdlich meinen Blutdruck und Herzschlag überwachten, Tag und Nacht, zweiundsiebzig Stunden lang. All diese Überwachung machte mir zwar einen gewissen Trost, gleichzeitig nagte jedoch die Ungewissheit an mir.

Um zweiundzwanzig Uhr war ich kurz geweckt worden; meine Hand wurde spielerisch gepiekst, als der Arzt ein paar Tropfen Blut für die Blutzuckermessung entnahm. "Das muss sein", hatte er gesagt, "wir müssen sicherstellen, dass alles stimmt." Ein Routineverfahren, das ich schon oft durchgemacht hatte, aber trotzdem fühlte ich mich dabei wie ein menschliches Versuchsobjekt. Nun konnte ich endlich schlafen, dachte ich.

Doch ich hatte mich zu früh gefreut. Kurz nach Mitternacht riss mich ein abruptes Geräusch aus dem Schlaf. Ein grelles Licht blendete mich, und ich wusste sofort, dass etwas nicht stimmte. Ich blinzelte verwirrt, versuchte, meine Umgebung zu fokussieren. Ein Arzt beugte sich über mich. Mit einem breiten Lächeln stellte er sich vor: „Guten Abend! Entschuldigen Sie bitte, dass ich es nicht früher zu Ihnen geschafft habe. Es ist viel zu tun hier.“

„Was für ein komischer Dialekt ist das?“, dachte ich noch, während ich seine Worte versuchte zu verarbeiten. Ja, er war Österreicher und klang ein wenig wie Peter Alexander. Seine freundliche Art schien mir jedoch einen gewissen Trost zu spenden, während ich mich versuchte, zu orientieren.

„Wissen Sie, wo Sie sind?“, fragte er mit einer Stimme, die ruhig und beruhigend zugleich war. Ich schüttelte leicht den Kopf. War ich nicht im Krankenhaus? „Welchen Tag haben wir heute?“ Diese Frage brachte mich ins Stocken. „Äh, Oktober, der Neunzehnte“, stammelte ich, während ich den Blick auf die Uhr hinter ihm richtete.

Er schaute mich fragend an. Ich hatte die Uhr gesehen, die auf kurz nach Mitternacht stand. Der neue Tag hatte bereits begonnen, und ich war mir nicht so sicher, ob ich diesen kleinen Umstand korrekt erfasst hatte. „Und das Jahr?", hakte er nach.

„Zehn", murmelte ich, doch ich sah an seinem Gesichtsausdruck, dass diese Antwort nicht richtig war. „Zweitausendelf?", stotterte ich, mir nicht wirklich sicher, ob ich mir da nicht gerade einen großen Fehler erlaubte. Das Frage-Antwort-Spiel ging weiter. Er stellte mir allgemeine Fragen, während ich versuchte, meine Gedanken klar zu sortieren. Bei der nächsten Frage, die eine einfache Aufforderung war, meine Arme und Beine zu bewegen, kam ich mir plötzlich wie ein kindlicher Klaps auf die Hand vor.

Der Arzt führte seine Tests sorgfältig durch. Er wollte sicherstellen, dass kein Verdacht auf einen Schlaganfall bestand. Die Prozedur war nervenaufreibend, und ich begann, die Zeit zu zählen, die er benötigte, um meine Motorik zu überprüfen. Es dauerte eine ganze Weile, bis alle Fragen gestellt und beantwortet waren, die physischen Tests durchgeführt waren. Schließlich nickte er zufrieden, stellte jedoch fest, dass ich für den nächsten Morgen eine „Durchleuchtung" meines Kopfes geplant hatte.

Die Nacht war lang und unruhig. Ich wollte

einfach nur wieder schlafen, aber meine Gedanken kreisten um die bevorstehenden Untersuchungen und die ungewisse Diagnose. Schließlich fiel ich in einen unruhigen Schlaf, in dem ich von flüchtigen Traumbildern heimgesucht wurde – Erinnerungen an bessere Zeiten, an Momente voller Freude und Leichtigkeit.

Am nächsten Morgen wurde ich nach einem kleinen Frühstück zum MRT gebracht. Man schickte mich in diesen großen, furchterregenden Schläuchen, enormen Geräten, die mir Angst einflößten. Die Stille in dem Raum war fast erdrückend, nur das Rattern der Maschine durchbrach die Stille, während ich immer wieder aufgefordert wurde, still zu halten. Der Professor, der die Untersuchung durchführte, war kompetent, jedoch war auch seine Miene ernst und konzentriert. „Wir wollen uns Ihr Gehirn genauer ansehen", sagte er, und in seinem ernsten Ton klang es so, als würde die Welt auf dem Spiel stehen.

Ich lag da und dachte darüber nach, wie schnell sich alles verändert hatte. Vor wenigen Tagen war ich noch voller Lebensfreude gewesen, hatte Pläne gemacht, die Zukunft visualisiert. Jetzt lag ich hier, gefangen in dieser Klinik, mit nichts als Fragen im Kopf.

Nach einer Weile kam der Professor wieder

zu mir. „So genau, wie ich es mir auch ansah, konnte ich nichts mehr finden", sagte er schließlich. Sein Gesicht war neutral, aber ich spürte, dass die Worte einen Schatten von Enttäuschung trugen. Es war einfach zu viel Zeit seit Beginn des Schlaganfalls vergangen, so dass man keine klaren Ergebnisse mehr erwarten durfte.

Gleichzeitig wurde noch mein Herz per Ultraschall untersucht. Die Ärzte kannten meine Vorgeschichte, und es war sinnvoll, diese Untersuchungen gleich mitzumachen. Ein weiterer Arzt kam herein, lächelte freundlich, während er mit seiner Maschine hantierte. „Das kommt alles gut, keine Sorge", versicherte er mir, während er die Bilder betrachtete. Nachdem die Untersuchung abgeschlossen war, äußerte sich der Arzt. „Ich kann nichts Besonderes feststellen, Ihr Herz sieht gesund aus", sagte er und klang dabei erleichtert.

Ein Hauch von Erleichterung durchflutete mich. Wenigstens das, dachte ich. Ich fühlte mich, als wäre ich langsam auf einem Weg der Besserung. Aber die Unsicherheit blieb. Ich wollte wissen, was jetzt kommen würde. Die Ärzte hatten viele Tests durchgeführt, und die Antworten ließ auf sich warten. War ich wirklich so stark, wie ich es manchmal glaubte?

Am Ende des Tages saß ich in meinem Bett und schaute aus dem fenster. Draußen zogen dunkle Wolken vorbei, der Wind pfiff leise und kündigte an, dass ein Sturm aufziehen könnte. Doch ich hoffte, dass dieser Sturm bald vorüberziehen würde, so wie ich hoffte, dass die dunklen Gedanken in meinem Kopf bald weichen würden. Die Hoffnung auf Besserung war jeden Tag mein treuer Begleiter geworden – das Licht am Ende des Tunnels, der mir die Richtung wies und mich daran erinnerte, dass es immer einen neuen Morgen geben würde.

Rückkehr ins Leben

Es begann mit einer einfachen Frage, die ich nicht beantworten konnte: "Wo befindet sich der Stent?" Gute Frage. Was soll ich sagen? "Irgendwo da drinnen." Das wusste er allerdings auch selbst. Ich war noch in diesem nebulösen Zwischenzustand, einem Ort zwischen Erschöpfung und der Realität, als ich zurück auf die Station kam. Der Trubel dort erstaunte mich immer wieder. Manchmal fühlte es sich an, als wäre ich Teil eines hektischen Schauspiels, in dem jeder Schauspieler seinen Text vergessen hatte und improvisierte.

Ich kann mich nicht genau daran erinnern, wie viele Betten es in dieser Station gab, aber ich glaube, es waren zehn. Es waren siebzehn Patienten dort – eine Überbelegung, die mir das Gefühl gab, in einer Art Notfalllager gelandet zu sein. Aber die morgendliche Visite sorgte für ein wenig Entspannung: Einige Patienten wurden entlassen, und so kam ich in ein Zweibettzimmer. Endlich etwas Ruhe; ich wurde wieder mit den medizinischen Geräten verbunden, die nun wie treue Begleiter an meiner Seite standen.

Bald darauf betrat ein Arzt das Zimmer, und seine Worte klangen wie ein eher verhaltenes Versprechen: „Morgen früh steht eine Ultraschalluntersuchung an, die durch die Speiseröhre durchgeführt wird.

Wir müssen das Herz von hinten betrachten, weil wir von vorne nichts Auffälliges finden konnten."

Begeisterung verspürten weder mein Zimmerkollege noch ich. In diesen Momenten fühlte ich mich wie ein Statist in meinem eigenen Leben, der auf unerwünschte Prüfungen vorbereitet werden sollte. Diese Untersuchung wollte ich nicht erleben. Mein Nachbar, der ebenfalls mit gesundheitlichen Problemen kämpfte, und ich diskutierten hin und her, ob wir uns dem Ganzen aussetzen sollten.

„Es ist nur eine Untersuchung", sagte ich mir. Wenn die Ärzte davon überzeugt waren, dass es nötig war, dann musste es wohl so sein. Letztendlich siegte der Verstand über unsere Ängste, und wir stimmten zu. Kaum hatte ich mich darauf eingestellt, wurde ich zur Untersuchung abgeholt.

Ein Spray betäubte meinen Rachenraum leicht, und schon ging es los. Ich würde lügen, wenn ich sagen würde, es sei angenehm gewesen, einen Schlauch durch den Hals geschoben zu bekommen. Der Würgereiz war in den ersten Minuten überwältigend, doch ich versuchte, mich zusammenzureißen. Die Untersuchung zeigte schließlich, dass ich ein Loch im Herzen hatte. „Nicht so schlimm", sagte der Arzt. Aber das Wort „Loch" schwang in meinem Kopf wider, und ich konnte nicht umhin, eine gewisse, irrational empfundene Schwere zu spüren. Ein Teil von mir war defekt oder fehlte, seit meiner Geburt, wie sich herausstellte. Das wurde mir jedoch erst jetzt vollkommen klar.

Die Ärzte beruhigten mich: Das Loch war schon lange da und konnte für den Schlaganfall nicht verantwortlich sein. Eine Laune der Natur, sagten sie, gar nicht so selten. Ich fand Trost in dieser Tatsache, obwohl das Wissen um dieses „besondere" körperliche Merkmal kein gutes Gefühl hinterließ.

Nach der Untersuchung war ich erleichtert, doch nicht ganz ohne Nachwirkungen. Es war vorbei, und im Nachhinein fühlte es sich tatsächlich nicht so schlimm an – ein Satz, den man immer zu sagen scheint, nachdem man eine unangenehme Erfahrung hinter sich gebracht hat. Da die Ärzte nicht feststellen konnten, an welcher Stelle der Schlaganfall in meinem Gehirn aufgetreten war, wurde ich einmal täglich für vier Stunden an den Tropf angeschlossen. Die „chemische Keule" wurde angeordnet.

Eine Kortisonlösung sollte helfen, und tatsächlich half sie. Allerdings nicht ohne Nebenwirkungen. Ich fühlte mich aufgekratzt, als hätte ich viel zu viel Koffein konsumiert. An echten Schlaf war nicht zu denken; höchstens zwei bis drei Stunden pro Nacht in den ersten Tagen. Zudem wurde mir unglaublich warm, und mein Gesicht schien diese rotige Farbe anzunehmen, die ich mit der Aufregung und dem Stress assoziierte. Auch mein Körper schwoll an – nicht sehr dramatisch, aber genug, um mich nicht wirklich gut im eigenen Leib zu fühlen. Doch ich war bereit, all dies in Kauf zu nehmen, um wieder gesund zu werden.

Regelmäßig kam die Physiotherapeutin, um mit mir Übungen für meinen rechten Arm und meine Hand zu machen. Nach und nach stellte ich fest, dass ich Fortschritte machte. Ich wollte wirklich nach Hause. Unzählige Versuche unternahm ich, die Ärztin zu überzeugen, dass es mir gut ginge und ich entlassen werden könne. Aber sie wusste es besser. Ein kurzer Blick in mein Gesicht genügte, um die Wahrheit zu erkennen.

Nach einer Woche hielt ich es nicht mehr aus. Ich wurde entlassen, aber nicht als vollständig geheilt. Das Wort „Heilung" schien nach so kurzer Zeit nur ferne Utopie zu sein. Mein Vater holte mich aus dem Krankenhaus ab. Als wir in Richtung Heimat fuhren, waren meine Gefühle gemischt – eine Mischung aus Erleichterung und Angst. Ich wusste, dass vielleicht die schwierigste Phase jetzt beginnen würde: das Nachdenken und der

Überlebenskampf im Alltag.

Ich war mir bewusst, dass meine Gefühlsschwankungen wahrscheinlich schlimmer werden würden als nach dem Herzinfarkt, und ich teilte dies unmittelbar nach meiner Rückkehr mit meiner Frau. Es war nicht einfach für sie, damit umzugehen, auch wenn wir nach vielen Jahren Ehe einiges über die Denkweise des anderen gelernt hatten. Aber ich tickte nicht mehr richtig – das wusste ich, und das brachte eine spürbare Unruhe in unsere Familie.

Die Tage in den folgenden Wochen waren geprägt von Kämpfen mit meinen Emotionen. Jeder kleine Rückschlag, jede ungeplante Situation ließ meine innere Unruhe wieder auflodern. Ich fand mich oft allein in Gedanken, während ich versuchte, mich wieder in der Welt zurechtzufinden. Meine Frau war eine Stütze, aber ich konnte nicht erwarten, dass sie all meine Kämpfe verstand oder sie für mich lösen konnte.

In dieser Zeit der Unsicherheit erkannte ich die Bedeutung von Geduld – sowohl mit mir selbst als auch mit meiner Familie. Ich begann, aktiv darüber nachzudenken, wie ich mit dieser neuen Realität umgehen wollte. Statt mich in der Ungewissheit zu verlieren, beschloss ich, schrittweise an mir zu arbeiten. Regelmäßige Besuche beim Arzt und Physiotherapeuten gehörten nun zu meinem Alltag.

Parallel dazu versuchte ich, mich selbst zu motivieren. Ich begann, kleine Ziele zu setzen, um mich nicht verloren und hilflos zu fühlen. Ob es eine kurze Runde um den Block war oder ein paar einfache Übungen zu Hause – jeder Fortschritt gab mir einen kleinen Schub an Selbstvertrauen. Und ich stellte fest, dass ich mit der Unterstützung meiner Familie und meiner Freunde stärker war als ich zunächst geglaubt hatte.

Ich lernte, wie wichtig es ist, über meine Gefühle zu sprechen, auch wenn es manchmal schmerzhaft war. Das Teilen von Ängsten und Hoffnungen half mir, Rigidität abzubauen und wieder in Kontakt mit mir selbst zu kommen. Die Gespräche mit meiner Frau wurden intensiver. Wir erforschten gemeinsam, was es bedeutete, mit meiner neuen Realität umzugehen. Es war nicht immer einfach, und es gab Tage, an denen ich mich eher wie ein Schatten meiner selbst fühlte. Doch ich bemühte mich, zu kämpfen – für mich, für sie und für unser gemeinsames Leben.

Im Laufe der Zeit gewann ich nicht nur meine physische Gesundheit zurück, sondern auch einen Teil meines alten Selbst. Ich begann, meine Leidenschaft für das Leben erneut zu entdecken und mich auf neue Erfahrungen einzulassen, ganz gleich, wie klein sie sein mochten.

Schließlich stellte ich fest, dass es trotz der Herausforderungen unzählige Gründe gab, dankbar zu sein.

Ja, der Weg war lang. Aber ich wusste auch, dass ich ihn nicht alleine gehen musste. Unterstützt von meiner Familie und einigen guten Freunden fand ich Schritt für Schritt zurück ins Leben – ein Leben, in dem ich, trotz aller Herausforderungen, einen Platz für Freude, Hoffnung und Furcht schaffen konnte.

Am Tag nach meiner Krankenhausentlassung

Nach einem längeren Aufenthalt im Krankenhaus, geprägt von vielen Emotionen und Gedanken über die Zukunft, fand ich mich am Morgen nach meiner Entlassung in der Praxis meiner Hausärztin wieder. Es war ein seltsames Gefühl, nach all den Tagen der Ungewissheit und der ärztlichen Überwachung wieder zu meinem gewohnten Alltag zurückzukehren. Schließlich brauchte ich neue Medikamente, und meine Liste hatte sich auf insgesamt sechs Tabletten pro Tag erhöht. Diese sollten nun, so hatte man mir gesagt, ein Leben lang mein Begleiter sein.

Zunächst hatte man gehofft, ich könnte nach einem Jahr auf eine dieser Tabletten verzichten. Doch aufgrund einer Reihe von unvorhergesehenen Umständen blieb es vorerst bei der bestehenden Dosierung. Als ich dann in das helle, freundliche Zimmer meiner Ärztin trat, lächelte sie und begrüßte mich herzlich. „Es ist schön zu sehen, dass du wieder hier bist, aber bitte strapaziere deinen Schutzengel nicht zu sehr", sagte sie mit einem Schmunzeln und einer leichten Sorge in der Stimme.

Ich wusste genau, was sie meinte. Mein Schutzengel hatte mir schon oft beigestanden, und ich war froh, ihn weiterhin an meiner Seite zu wissen. Und während ich hier stand – mit einem Arm und einem Bein, die noch nicht ganz ihren gewohnten Funktionszustand erreicht hatten – kam mir der Gedanke, dass es viel schlimmer hätte ausgehen können. Ich hätte auch im Rollstuhl sitzen können, und das machte meine aktuellen Einschränkungen fast erträglich.

Bereits während meines Krankenhausaufenthaltes hatte ich physiotherapeutische Übungen erhalten, um die Mobilität meiner Gliedmaßen zu fördern. Dazu gehörten auch spezielle Übungen für die Gesichtsmuskulatur, die mir halfen, mein Lächeln zurückzugewinnen. Wenn ich daran dachte, wie ich vergangene Woche im Krankenhaus lag, fiel es mir nicht schwer, optimistisch zu sein. Nach dem Gespräch mit meiner Ärztin wurde mir jedoch klar, dass ich mir nach dem Herzinfarkt mehr Zeit für mich selbst hätte nehmen sollen.

Wir alle führen ein hektisches Leben, aber manchmal ist es wichtig, innezuhalten und die eigene Gesundheit an erste Stelle zu setzen. Ich nahm zur Kenntnis, dass meine Krankschreibung diesmal länger dauern würde als beim letzten Mal. Der Gedanke, dass ich trotz meines Wunsches, schnellstmöglich zurück zur Arbeit zu gehen, die Zeit für meine Genesung nutzen müsste, war mir zunächst unangenehm.

Aber letztendlich musste ich für mich selbst entscheiden, was das Beste war. Es gibt schließlich keine Alternative, wenn man an seinem Leben hängt.

Mit diesem Gedanken entließ mich meine Ärztin mit einem Krankenschein für eine Woche. Die Rückkehr nach Hause ließ mich jedoch nicht ruhiger werden. Ich sehnte mich danach, wieder zu „meinen" Kindern in den Kindergarten zurückzukehren. Unsere finanzielle Situation war angespannt, und als „Ein-Euro-Jobber" war die Lohnfortzahlung bei Krankheit nicht gegeben. Statt eines regulären Gehalts erhielten wir nur eine Art Aufwandsentschädigung, was mir immer wieder die Scham über den Kopf wuchs.

Ich konnte mir gut vorstellen, wie die Regelung besser gestaltet werden könnte. Man könnte den „Ein-Euro-Jobbern" einen Lohn zahlen, der zumindest in der Höhe des Hartz-IV-Satzes plus der Aufwandsentschädigung liegt. Damit wäre denjenigen geholfen, die wirklich darauf angewiesen sind. Das Hartz-IV-Geld könnte gestrichen werden, und stattdessen würde man einen Lohn erhalten. Psychologisch gesehen wäre das für viele Menschen motivierender – den Unterschied zwischen „Hartz IV" und „Lohn" macht oft nur das Wort auf dem Kontoauszug aus. Es wäre ein kleiner, aber bedeutender Schritt in Richtung

Selbstwertgefühl und finanzieller
Sicherheit.

Aber für mich war das alles keine Lösung
in der unmittelbaren Zukunft. Ich wollte
nach einer Woche Krankschreibung
unbedingt wieder zurück in die Kita. Als ich
am Montagmorgen wieder durch die Tür
trat, waren alle erstaunt, mich so schnell
wiederzusehen. Von „Geht es schon
wieder?" bis hin zu besorgten Aussagen
wie „Du kannst doch noch nicht richtig fit
sein!" wurde ich herzlich empfangen. Ihre
Reaktionen spiegelten genau das wider,
was ich selbst fühlte. Ich wollte mir
beweisen, dass ich auch mit meinen
Einschränkungen wieder in der Lage war,
die Kinder zu betreuen. Der Gedanke, dass
ich die Erzieherausbildung absolvieren
wollte, gab mir Kraft und Motivation.

Doch je länger ich in der Kita war, desto
mehr wurde mir bewusst, dass es
tatsächlich noch nicht klappte. Ich merkte,
wie ich schnell ermüdete und die
körperlichen Einschränkungen mich
belasteten. Am nächsten Tag, reumütig
und mit einem mulmigen Gefühl im Bauch,
ging ich zurück zu meiner Hausärztin. Ihr
Gesicht sprach Bände, als ich ihr erzählte,
dass ich bereits wieder versucht hatte zu
arbeiten. Fast schockiert war sie über
meinen schnellen Rückfall in den
Arbeitsalltag.

Glücklicherweise waren wir uns bald einig, dass es mir gut tat, selbst zu erkennen, dass ich noch nicht arbeitsfähig war. „Es ist wichtig, auf deinen Körper zu hören", sagte sie und ihre Besorgnis schwang in ihrer Stimme mit. Tatsächlich war es eine lehrreiche Erfahrung für mich, und ich musste eingestehen, dass ich mir zu viel zugemutet hatte.

In den folgenden Tagen sprach ich über meine Bedenken und Ängste bezüglich meiner Gesundheit und meiner finanziellen Situation. Meine Ärztin gab mir Ratschläge, wie ich mein tägliches Leben strukturieren könnte, um sowohl die physische als auch die psychische Belastung zu reduzieren. Es war beruhigend, mit jemandem darüber zu sprechen, der meine Sorgen ernst nahm und Verständnis zeigte.

Ich nahm mir vor, die nächste Woche besser zu nutzen, mich auf meine Rehabilitation zu konzentrieren und die nötige Zeit für meine Genesung einzuräumen. Mit jedem Tag, den ich gesünder wurde, wuchs auch mein Wille, wieder aktiv zu sein. Vielleicht würde ich tatsächlich einmal auf diese zusätzliche Tablette verzichten können.

In den folgenden Wochen setzte ich die Übungen aus der Physiotherapie regelmäßig um. Jedes kleine Fortschrittserlebnis feierte ich innerlich.

Und ich begann zu begreifen, dass ich nicht nur für mich selbst kämpfte, sondern auch für die, die ich liebte, meine Kinder im Kindergarten, die auf eine starke und gesunde Person warteten, die ihnen ein Vorbild sein konnte.

Über die Zeit hinweg lernte ich, Geduld mit mir selbst zu haben. Die ersten kleinen Erfolge trugen zu meinem positiven Umfeld bei. So musste ich zwar eine Menge Herausforderungen überwinden, aber ich wusste jetzt, dass ich dabei stets unterstützt wurde – von meinem Schutzengel, meiner Ärztin und nicht zuletzt von mir selbst. Ich war bereit, diesen Weg weiterzugehen und meine Gesundheit an erste Stelle zu setzen – ganz gleich, wie lange es dauern würde.

Auf dem Weg zurück fand ich wieder zu mir selbst und wurde eine bessere Version meiner Selbst. Und so schloss ich innehalten, im stillen Einvernehmen mit mir und meinen Zielen. Es war zwar ein langer Weg, aber ich war entschlossen, ihn zu gehen, mit all meinen neuen Erkenntnissen und dem Vertrauen in den Prozess der Genesung.

Die Suche nach Sinn und Beschäftigung

Es ist ein seltsames Gefühl, in den eigenen vier Wänden zu sitzen und plötzlich von einer inneren Stimme angefeuert zu werden: „Was sitzt du hier herum und machst nichts? Du kannst doch schon loslegen und etwas tun!" Diese Gedanken kreisten unaufhörlich in meinem Kopf. Lange Zeit war ich überzeugt, dass es mir nicht gut genug ging, um aktiv zu sein. Doch dann beschloss ich, dem Druck in mir nachzugeben, und versuchte, mich aus der Lethargie zu befreien.

Als ich mich auf den Weg machte, stellte ich schnell fest, dass es nicht so einfach war, wie ich mir erhofft hatte. Ich war vor nicht allzu langer Zeit durch einen Schlaganfall stark beeinträchtigt worden. Die körperlichen Einschränkungen waren gravierend, und der Alltag stellte eine echte Herausforderung dar. Dennoch wollte ich zu Hause bleiben und mich um mich selbst kümmern, ohne ein schlechtes Gewissen dabei haben zu müssen. Es war wichtig, dass ich etwas für mein Wohlbefinden tat, aber ich wollte mir auch selbst eine sinnvolle Aufgabe geben.

In dieser phase fand ich Trost und Ablenkung in meiner „Facebook-Freunde"-Blase, der „rs2 Facebook Family". Die Online-Interaktion gab mir die Möglichkeit, mit Menschen zu kommunizieren, ohne sie

mit meinen Problemen belasten zu
müssen. Viele fragten sich, wo ich war, da
es für meine Freunde ziemlich
ungewöhnlich war, dass ich eine ganze
Woche offline blieb. Ganz ehrlich, ich hatte
kein Interesse daran, den Grund meiner
Abwesenheit zu erklären. Ich wollte nicht
das Mitleid oder die Traurigkeit meiner
Freunde hervorrufen; ich benötigte
Ablenkung, und das konnte ich nur durch
Entzug vom alltäglichen Gesprächsbedarf
erreichen.

Das Internet war zwar ein Zeitfresser, aber
ich brauchte eine Aufgabe, etwas, das
mich fesselte und mir das Gefühl gab,
gebraucht zu werden. Und so verging die
Zeit, in der ich oft über die verschiedenen
Möglichkeiten nachdachte, die mir offen
standen.

Während dieser Reflexionen geschah
etwas Unerwartetes. Knapp drei Wochen
nach meinem Schlaganfall kam ich zufällig
in den Genuss, mit meiner Frau ins Studio
von „rs2" eingeladen zu werden. Es war ein
Moment, den ich insgeheim immer erhofft
hatte, aber nie wirklich geglaubt hätte, dass
er eintreten würde. Als wir dort ankamen,
war ich überwältigt. Das gesamte Team
war anwesend, und die Atmosphäre war
einfach unbeschreiblich. Menschen, die ich
bisher nur virtuell kannte, wurden plötzlich
greifbar. Katrin, Alex und der kleine Frank –
es war einfach toll, sie persönlich

kennenzulernen! Auch Anne, mit der ich schon oft telefoniert hatte, war da, und als sie mich sah, lächelte sie so herzlich.

Ich war überglücklich. Katrin umarmte mich sogar, und in diesem Moment fühlte ich, dass selbst in den schwierigsten Zeiten immer etwas Gutes im Leben zu finden ist, etwas, das einem den Mut zurückgibt. Um meiner Dankbarkeit Ausdruck zu verleihen, backte ich extra einen Kuchen für das Team. Zwar benötigte ich aufgrund meiner Erkrankung Hilfe, aber mein ältester Sohn sprang ein und übernahm die Arbeiten, die ich aufgrund meiner Einschränkung nicht ausführen konnte. Es war ein kleiner Akt der Normalität und des Zusammenhalts, der mir half, die schwierige Phase etwas besser zu überstehen.

Trotz dieser positiven Erfahrungen verging die Zeit, und es ließ sich keine wirklich Fortschritte bei meinen physischen Beschwerden feststellen. Das Gehen fiel mir nach wie vor schwer, und auch mein linker Arm wollte einfach nicht so, wie ich es wollte. Hinzu kamen die ständigen Kopfschmerzen, Konzentrationsprobleme und die damit verbundenen Gleichgewichtsstörungen. Man denkt oft ungerecht über andere Menschen, wenn man sieht, wie sie sich im Straßenverkehr verhalten. Ich muss gestehen, ich war selbst nicht gerade freundlich gegenüber den „Opas mit Hut", die scheinbar schleichend über die Straßen zogen. Doch jetzt war ich es, der genauso hinterher schlich. Ich musste mich so sehr auf den Verkehr konzentrieren, dass ich sogar das Autoradio abstellt, um die Ruhe zu finden, die ich zum Fahren benötigte. In der Anfangszeit traute ich mich nicht, alleine hinter das Lenkrad zu setzen. Es gab mir eine gewisse Sicherheit, wenn jemand neben mir saß.

Das Spazierengehen wurde für mich zur Qual. Eine halbe Stunde war das Maximum, das ich schaffen konnte, und das auch nur mit mehreren Pausen, um Luft zu holen. Der Weg die zwei Etagen nach oben in unser Haus fühlte sich an wie ein 3000-Meter-Lauf. Oben angekommen, war ich völlig außer Atem und fühlte mich, als hätte ich einen Marathon hinter mir.

Ein weiteres großes Problem waren die ständigen Gefühlsschwankungen. Mal fühlte ich mich „super gut", doch dann wieder war ich „total am Boden zerstört". In solchen Momenten machte ich mir Gedanken darüber, wie es nun beruflich weitergehen sollte. Eine Frage, die ich mir immer wieder stellte: „Was soll ich für eine Tätigkeit ausüben, wenn ich körperlich nicht mehr dazu in der Lage bin?" Eine Antwort darauf wusste ich nicht. Um Klarheit zu bekommen, vereinbarte ich einen Termin bei meinem neuen Arbeitsvermittler, um herauszufinden, welche Berufe für mich noch in Frage kommen könnten.

Allerdings sollte es noch einige Wochen dauern, bis ich diesen Termin bei der Amtsärztin wahrnehmen konnte. Zwischenzeitlich hatte ich jedoch das Bedürfnis, nach einer Beschäftigung zu suchen, die mir Spaß machte und mir gleichzeitig dabei half, etwas für mich zu tun.

Ich begann, verschiedene Aktivitäten zu erkunden, um meine Zeit sinnvoll zu nutzen und um meine geistige Gesundheit zu stärken. Dazu gehörten einfache Dinge wie das Lesen von Büchern, das Ausprobieren neuer Rezepte in der Küche oder das Schreiben. Schreiben war immer eine Leidenschaft von mir gewesen, auch wenn ich es lange Zeit vernachlässigt hatte. In der Stille meines Zimmers fand ich schließlich die Kraft, meine Gedanken und Gefühle niederzuschreiben. Mögen es Geschichten sein oder einfach nur Tagebuchnotizen, das Festhalten meiner Gedanken öffnete mir neue Perspektiven und half mir, die Herausforderungen aus einer anderen Sichtweise zu betrachten.

Ich entdeckte auch das Fördern von Kreativität durch das Malen und Zeichnen für mich. Mit einigen Bleistiften und Skizzenblöcken begann ich, meine Umgebung zu zeichnen, die Natur zu beobachten, und es gab mir ein unerwartetes Gefühl von Zufriedenheit. Es war eine Art von Therapie, die mir half, die innere Unruhe zu besiegen und gleichzeitig meine Konzentration zu trainieren.

Schließlich fand ich sogar Gefallen daran, im Internet zu stöbern und mich über verschiedene Themen zu informieren, die mich interessierten. Es war wie eine Flucht vor der Realität und gleichzeitig eine Möglichkeit, neue Dinge zu lernen. Ich verstand, dass es nicht darum ging, was ich nicht mehr kann, sondern darum, was ich dennoch erreichen wollte.

Die Reise war lang und voller Herausforderungen, aber ich wurde mir bewusst, dass ich nicht allein war. Mein Umfeld unterstützte mich, und mit jedem kleinen Schritt, den ich machte, fand ich mehr zu mir selbst. Es gab keinen Grund, mich in der Vergangenheit zu verlieren oder mich von negativen Denkweisen leiten zu lassen. Ich begann, meine Amplitude an kreativen Möglichkeiten zu erkennen, die mir helfen konnten, sowohl körperlich als auch geistig stärker zu werden.

Es mag für viele seltsam erscheinen, dass man auch in den schwierigsten Zeiten noch Freude und Sinn im Leben finden kann, aber das ist genau das, was ich erlebt habe. Die eigene Einstellung und die Entscheidungen, die man trifft, können

Wunder bewirken. Die Zeit mag manchmal schmerzhaft sein, aber sie hilft uns, zu wachsen und uns weiterzuentwickeln. So schloss ich die Tür zu meiner ehemaligen Denkweise und öffnete mein Herz und meinen Geist für neue Chancen und Möglichkeiten. Die Zukunft war zwar ungewiss, aber ich bereitete mich darauf vor, sie mit offenen Armen zu empfangen.

Ein Weg der Selbstfindung

Es gibt Momente im Leben, die uns auf ganz unerwartete Weise formen und die Richtung zeigen, in die wir uns bewegen wollen. Oft sind es diese tiefen Erlebnisse, die uns dazu bringen, neue Wege zu beschreiten und das Unmögliche für möglich zu halten. So geschah es mir mit einer Idee, die lange in meinem Kopf herumschwirrte: ein eigenes Buch zu schreiben. Die Inspiration kam aus einem meiner schönsten Erlebnisse – meiner Reise nach New York.

Die Stadt, die niemals schläft, hatte mich in ihren Bann gezogen, und während ich durch ihre Straßen schlenderte, sammelte ich unzählige Eindrücke, die nur darauf warteten, festgehalten zu werden. Doch dann war da noch die Frage, ob ich das wirklich tun könnte. Schließlich kann man nicht einfach so ein Buch schreiben, oder? Ich dachte oft an meine Schreibfaulheit und daran, dass ich kein fanatischer Leser bin. Dennoch ließ ich mich darauf ein, dieser Idee eine Chance zu geben, und begann den Prozess.

Überraschenderweise fand ich schnell einen Verlag, der bereit war, mein Manuskript zu veröffentlichen. Die Arbeit begann und ich setzte mich an meinen Laptop, um meine Gedanken niederzuschreiben. Während ich schrieb und schrieb, bemerkte ich jedoch ein Problem, das mir schier das Genick brach: die Buchstaben. Einige von ihnen wollten einfach nicht an die richtige Stelle. Die Sätze, die ich verfasste, waren übersät mit Fehlern, und ich fragte mich, was die Leser denken würden. Vielleicht hielten sie mich für einen Versager, unfähig, einen einfachen Text fehlerfrei zu schreiben.

Aber hier kam der Wendepunkt: ich entschied mich, mein Buch so zu veröffentlichen, wie es war – mit all seinen Schreibfehlern. Es war zwar nicht die konventionelle Herangehensweise, aber für mich war es wichtig, authentisch zu bleiben. Ich leide unter einem Schreibproblem, und das gehört zu mir wie meine Nase, mein Mund und meine Augen. Es ging mir nicht darum, Ruhm oder Erfolg zu erlangen. Vielmehr wollte ich etwas Sinnvolles tun und gleichzeitig daran arbeiten, meine Schwierigkeiten beim Schreiben zu überwinden.

Während ich an meinem Buch arbeitete, stellte ich mir immer wieder Fragen über meine berufliche Zukunft. Was möchte ich noch erreichen? Was könnte ich tun? Eines Tages sprang mir eine Anzeige eines örtlichen Radiosenders ins Auge: "Moderator für eine neue Sendung gesucht". Job-Erfahrung war nicht gefordert, also wagte ich den Schritt und bewarb mich. Schließlich hatte ich bereits

bei „rs2" Blut geleckt – warum nicht
Moderator werden?

Nicht einmal 24 Stunden später erhielt ich
einen Anruf des Senders. Man bat mich um
ein Vorstellungsgespräch. Ich war
aufgeregt und voller Vorfreude, doch das
Ergebnis war ernüchternd. Ich wurde nicht
genommen. Der Sender plante bereits in
14 Tagen mit der Sendung zu starten, und
ohne technisches Verständnis wäre es
unverantwortlich, einen Laien vor das
Mikrofon zu setzen. Ich verstand die
Entscheidung und war nicht allzu
enttäuscht. Schließlich, wenn man nicht
wagt, kann man auch nicht gewinnen. Mein
echter Traum, Erzieher zu werden, war
nach wie vor in meinem Kopf.

Der nächste Schritt in meinem Leben führte
mich zu einer Amtsärztin, die mich
gründlich untersuchte. Sie stellte einige
erstaunte Fragen und war sichtlich
überrascht, dass ein 38-jähriger Mann vor
ihr saß, der bereits mit einschneidenden
Erkrankungen zu kämpfen hatte. Wir
sprachen über meine Wünsche und die
bisherigen Tätigkeiten, die ich ausgeübt
hatte. Am Ende der Untersuchung kam sie
zu dem Ergebnis, dass körperlich schwere
Arbeit für mich nicht mehr möglich sei und
dass sie mir in meiner Berufswahl zum
Erzieher nicht helfen könne.

Ich verstand, was sie meinte. Die

Verantwortung, die einem als Erzieher gegenüber Kindern zukommt, ist enorm, und ich wusste, dass ich allein in einer Gruppe nicht immer einen Assistenten zur Seite haben würde. Ein erneuter Schlaganfall oder Herzinfarkt stand immer im Raum, und die Vorstellung, in einem solchen Moment für die Sicherheit von Kindern verantwortlich zu sein, verscheuchte mir den Mut. Sie stimmte, wie auch meine Hausärztin, zu, dass ich mir eine Auszeit nehmen solle, um zu sehen, was die Zeit bringt. Nur wenige Monate nach meinem Schlaganfall war es schlichtweg zu früh für solch eine Entscheidung.

Als ich das Büro der Amtsärztin verließ, fühlte ich mich, als stünde ich wieder am Anfang. Der Erzieher-Traum schien für immer in weite Ferne gerückt. Doch in mir brannte noch das Feuer, nicht aufzugeben, und ich war entschlossen, nach vorne zu schauen. Ich hatte das Gefühl, dass mein Schutzengel immer auf mich aufpasste.

Was ich noch sagen wollte

Ich bin nur einer von über 200.000 Menschen, die jährlich von ähnlichen Schicksalen betroffen sind.

Es ist wichtig, dass wir den Mut zum Leben nicht verlieren. Der Umgang mit Schicksalsschlägen ist nie einfach. Aber ich musste lernen, dass wir eine Verantwortung gegenüber unseren Familien, Freunden und Bekannten haben. Diese stehen uns zur Seite, genau so, wie wir auch für sie da sein sollten. Auch wenn die finanzielle Situation manchmal drückend ist und einen zum Aufgeben verleiten könnte: Gebt nicht auf! Kämpft weiter!

Es spielt keine Rolle, ob jemand prominent ist und im Fernsehen oder Rundfunk auftritt. Keiner von uns ist immun gegen Schicksalsschläge. Ja, Geld und Ruhm können nachträglich ein wenig Sicherheit bringen, aber was sind diese Dinge im Vergleich zu der Frage, wie wir unser Leben leben? Am Ende sind es Familie, Freunde und Vertraute, die die wahren Schutzengel sind. Sie sind es, die uns unterstützen und uns so annehmen, wie wir sind, unabhängig davon, wie gut oder schlecht wir uns gerade fühlen.

Das Leben geht weiter, auch wenn es manchmal steinige Wege bereithält. Es liegt an uns, diese Herausforderungen anzunehmen und aus ihnen zu wachsen. Ich habe mit dem Schreiben begonnen und trotz aller Hürden meinen eigenen Horizont erweitert. Durch diese Erfahrungen bin ich stärker geworden und weiß nun, dass jeder von uns, egal wie schwierig die Umstände auch sein mögen, jederzeit die Möglichkeit hat, neu anzufangen. Der Schlüssel liegt im Glauben an uns selbst und der Bereitschaft, die Hand zu heben und einmal mehr nach dem Stern zu greifen, der uns leitet.

Lass dich nicht entmutigen und halte an deinen Träumen fest. Jedes Kapitel unseres Lebens kann sich ändern und neue Perspektiven eröffnen. Und wer weiß, vielleicht wird die Geschichte, die du schreibst, irgendwann auch anderen als Inspiration dienen. Denn die Kraft der Worte ist grenzenlos, und sie vermögen es, sogar die dunkelsten Zeiten zu erhellen.